頭痛は1分でおさまる！

頭痛治療家
（頸椎セラピスト）
小林敬和

KKベストセラーズ

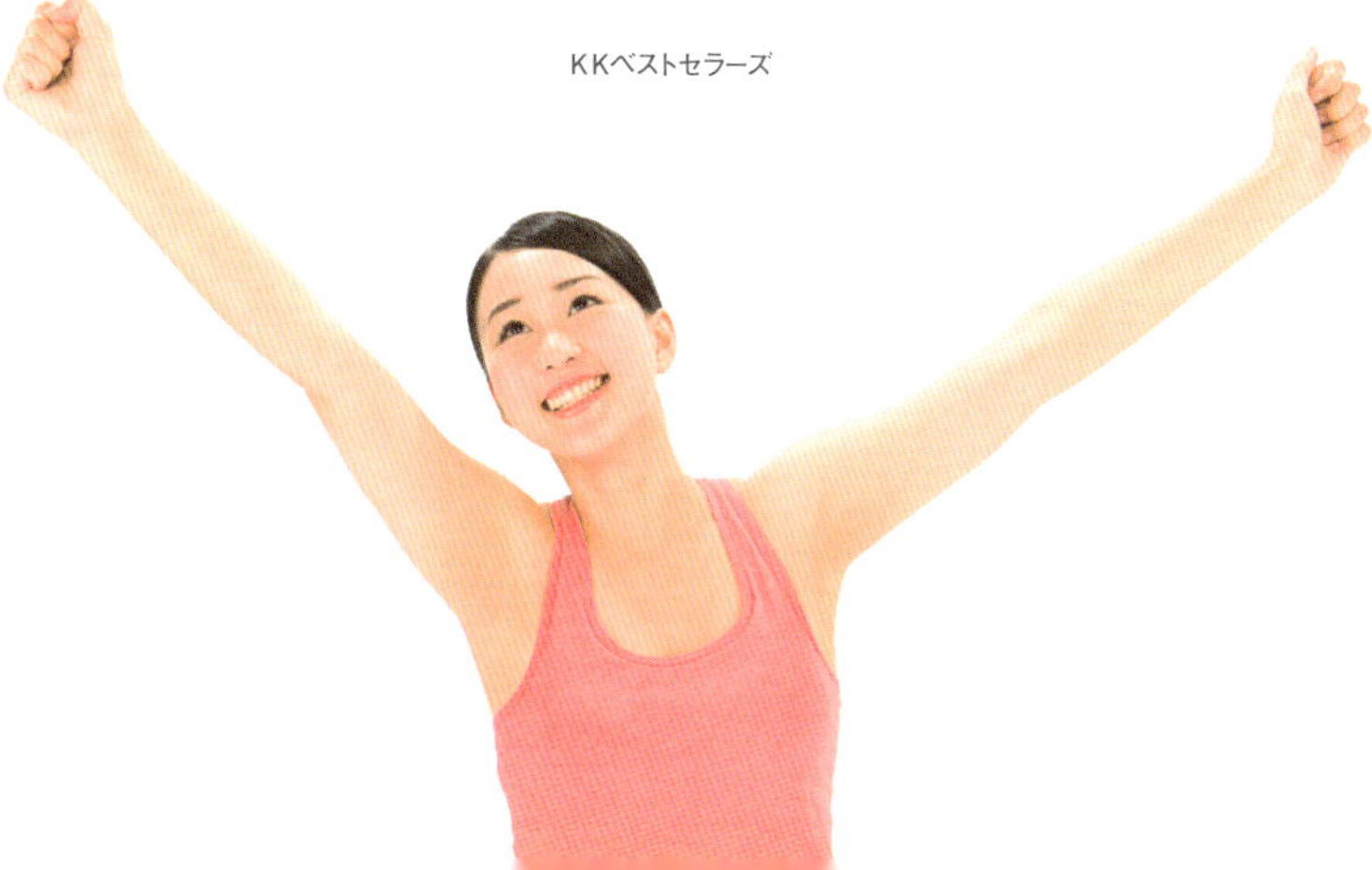

01

あなたは、どの頭痛で悩んでいますか？

頭痛といっても、いろいろな種類があるのを知っていますか？
本書は、一次性頭痛とよばれる「緊張型頭痛」「片頭痛」「群発頭痛」に効果的な解消法を紹介。自分の頭痛の場所、その原因を知って、適した対処法で改善することができます。

詳しくは、P.66～をご覧ください。

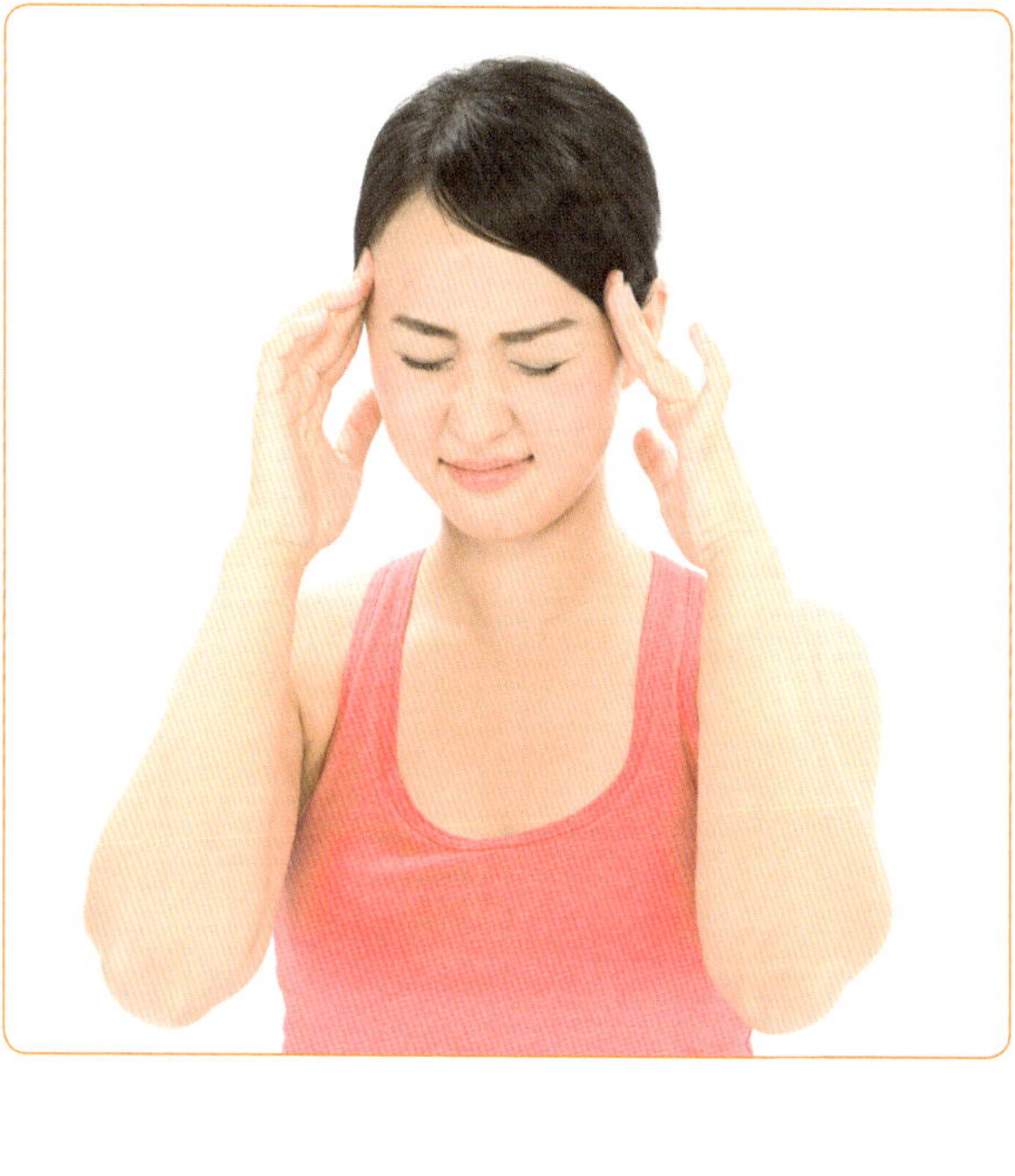

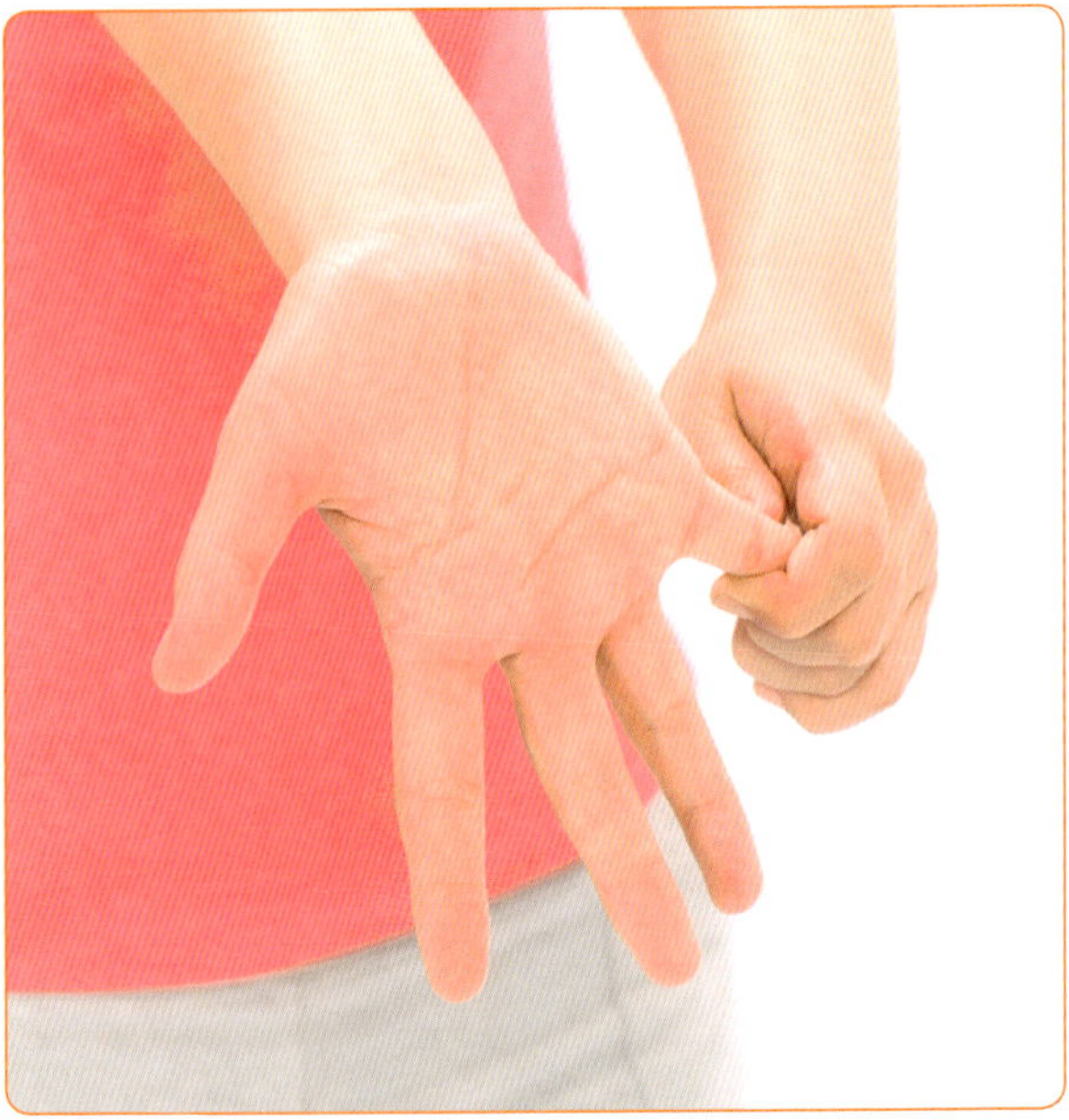

02

即効性を求めるなら まずは、指をそらして みてください

薬に頼らない、即効性のある頭痛撃退法があるのを知っていますか？　頭痛が起きたときにその場で手軽にできるのが、両手の「指そらし」です。
首や肩のこりがほぐれ、頭痛解消につながります。

詳しくは、P.75～をご覧ください。

03

頭痛の種類によって、効果的なツボがあるのを知っていますか？

「指そらし」などでも頭痛がおさまらない。
そんな方には、効果的なツボ押しをおすすめします。
押すときは、目をつぶっておこなうことがポイントになります。

詳しくは、P.78～をご覧ください。

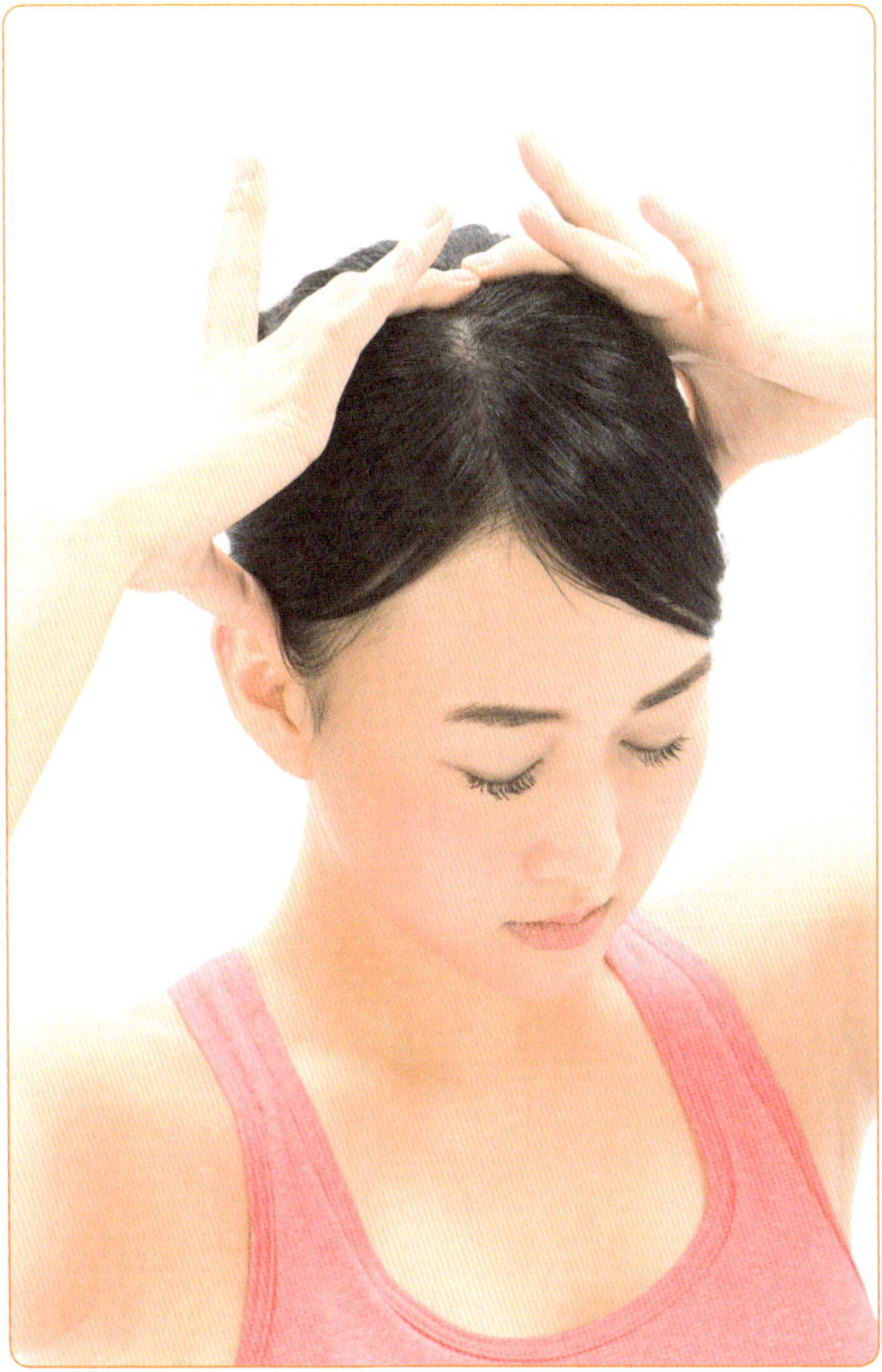

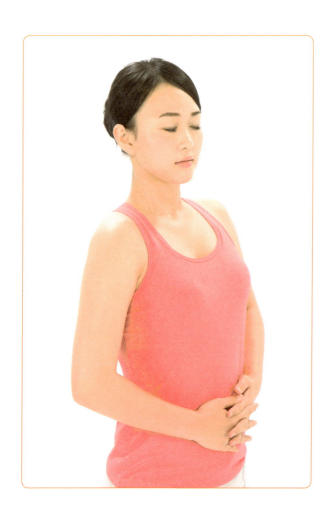

04

頭痛をやわらげてくれる効果的な深呼吸の方法を知っていますか？

「指そらし」「百会のツボ押し」などと併せて頭痛をやわらげてくれる深呼吸をおこなうと効果的です。
頭痛が起きたら、慌てずに対処していきましょう。

詳しくは、P.81～をご覧ください。

05

顔やひじを冷やすことで、頭痛をおさえることができます

顔全体やひじを冷やすことは、頭痛だけではなく、
全身の不調を解消するのにとても効果的です。
さらにおでこを冷やすと、前頭葉の血流がよくなります。

詳しくは、P.97~をご覧ください。

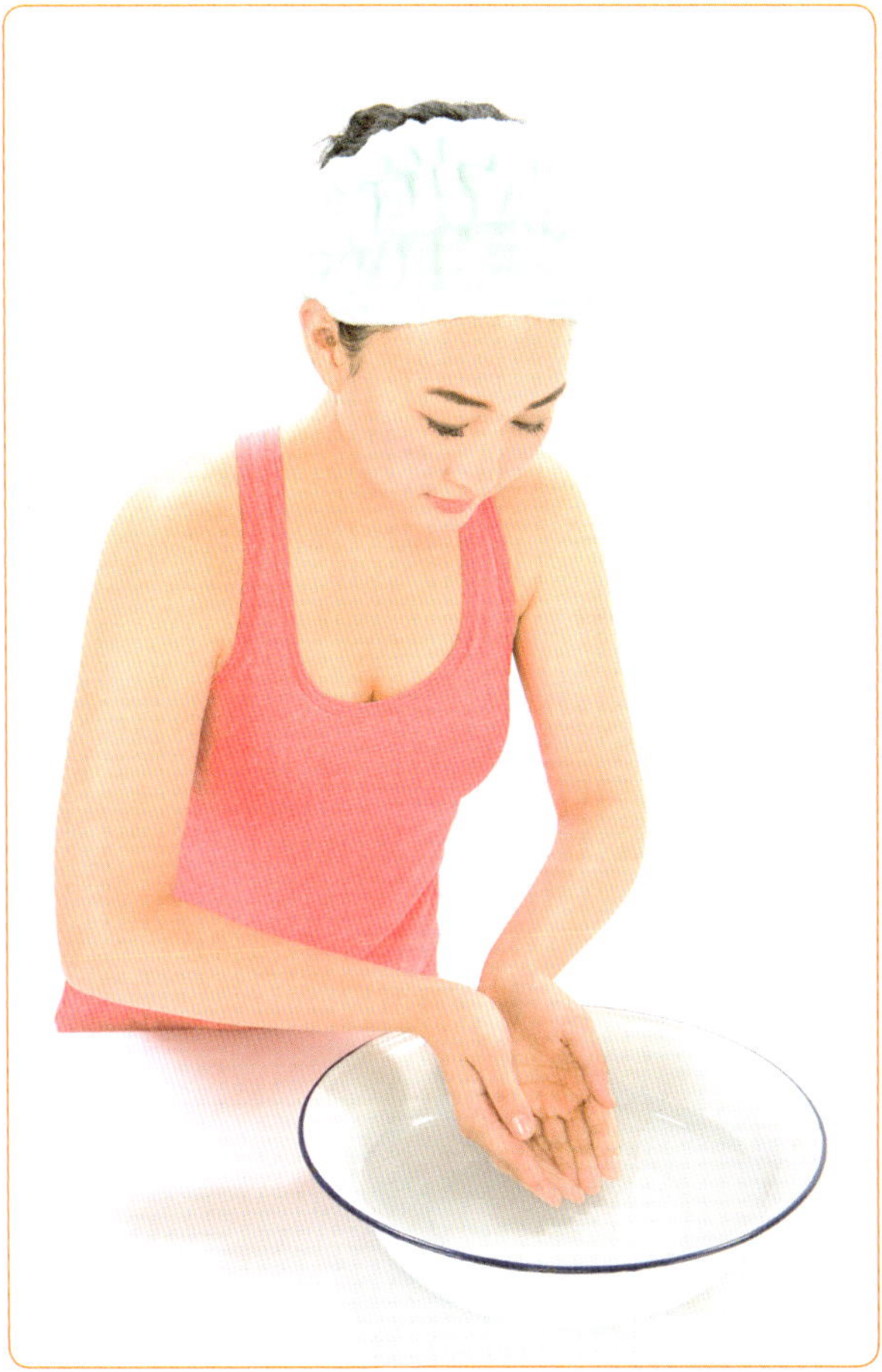

06

骨格のゆがみも
頭痛の原因。まずは、
姿勢を整えましょう！

骨格が悪いと血流も悪くなり、自律神経も乱れがちになります。簡単にできる「つま先立ち運動」が、骨格や自律神経も整え、頭痛の原因を取り除いてくれます。

詳しくは、P.120～をご覧ください。

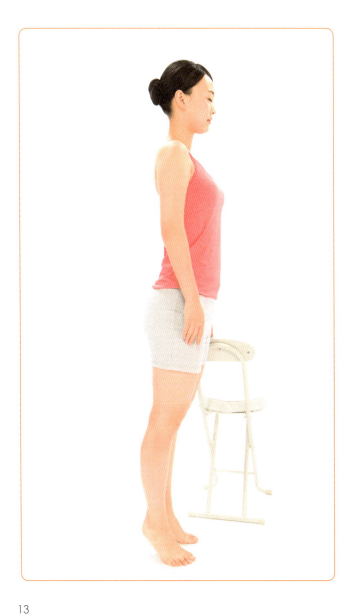

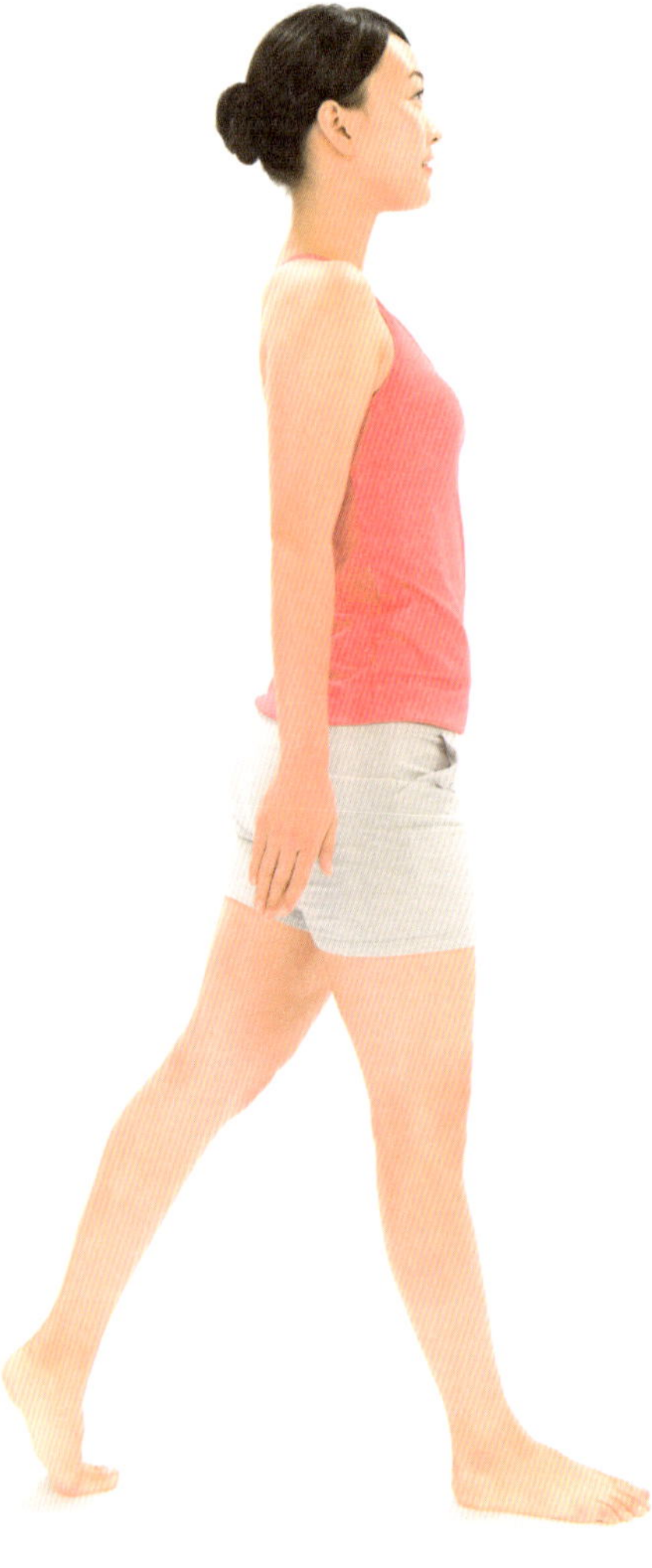

07

姿勢を矯正する歩き方で、頭痛を改善していきましょう

骨格を整えながら、頭痛を改善させる歩き方を実践してみましょう。体のバランスを損なわない歩行も頭痛解消の大きな要因になります。

詳しくは、P.140～をご覧ください。

08

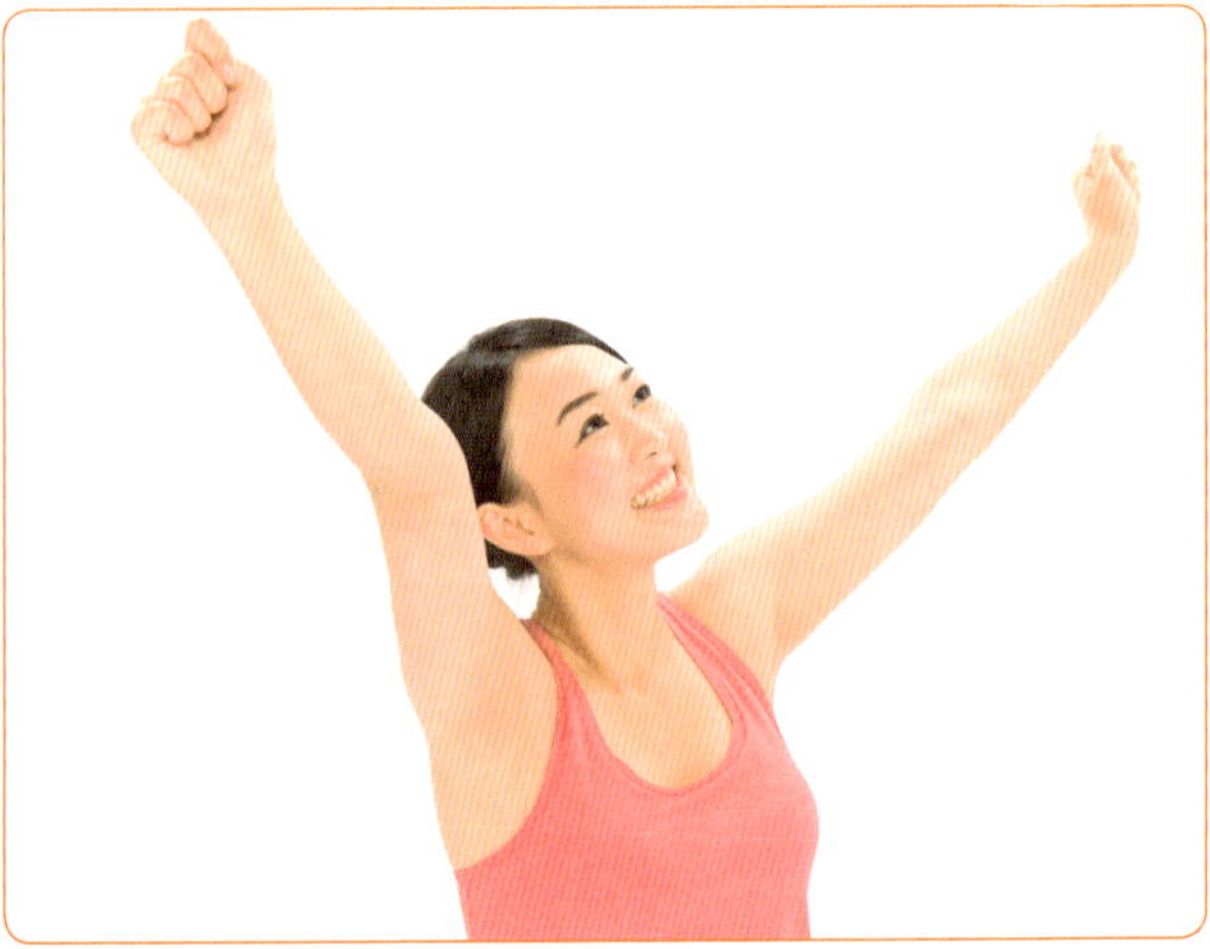

頭痛になりにくい体をつくりましょう

頭痛になりにくい体づくりを目指すなら、日常生活の改善も重要。食生活もさることながら、入浴、睡眠など正しい習慣を身につけていきましょう。

詳しくは、P.154～をご覧ください。

Contents

第2章 頭痛の種類

第3章

1分でおさまる頭痛撃退法

第4章

頭痛になりにくい体づくり

第5章 頭痛を防ぐ習慣術

頭痛に関するQ&A――170

はじめに

私の頭痛体験からお話しします。

私は、10代なかばの高校生の頃から頭痛持ちになりました。はじめは目の奥に痛みを感じました。目のどこかに問題があるのかと思い、眼科に行きましたが何も悪くないという診断でした。

それでも目の奥が痛くて、目をいつもグリグリさわるのがクセになっていました。首の後ろ側にも、いつも痛みがありました。その後も病院を何カ所かまわりましたが、やはり異常なしと言われました。それで、痛みがひどいときはたまに市販の薬を飲むこともありましたが、それ以外にはとくに治療もせず過ごしていました。

さらに大学に進むと頭痛は高校生のときより悪化しました。埼玉県の大学に通っていましたが、実家は長野の整骨院なので、実家に帰ると、ときどき父親の施術を受けていました。頭痛を訴えると、首と肩を中心に施術をしてくれて、すごくスッキリ。気分がよくなりました。

しかし、そのときはいいのですが、埼玉に戻ると、また頭痛に悩まされます。そんな生活が何年も続きました。

その後、働き始めると頭痛はよりひどくなってきました。仕事をしていても、夕方には頭がボーッとすることが多くなり、「これはマズイ」と思いはじめました。

その頃は、接骨院や整骨院で施術をおこなうことのできる医療資格の柔道整復師という国家資格も取得しており、埼玉県の整形外科に勤めてマッサージやリハビリなどを担当していました。同時に研修をかねて週に一度、父親の整骨院を手伝うために帰っていました。

以前、父親に施術をしてもらったときに頭痛が治ったことを思い出し、どうすればいいのか、頭痛の治療法を父親に聞いたりしました。

当時は頭痛を抑える薬を飲んだりしていたのですが、それよりも父親の施術のほうが効果があるように感じたので、父親から教えてもらったり、自分でも勉強していろいろ調べてみたのです。

施術の効果なのか、その後、整骨院を自分で開業する頃には頭痛に悩まされることは、ほとんどなくなりました。

開業してみると、腰痛や肩こりに悩まされて来院される患者さんの中に、頭痛持ちの方が意外に多くいらっしゃいました。そこで、腰痛や肩こりと頭痛との関係が気になり、自分の体験をもとに勉強したことを患者さんに実践してみると、腰痛や肩こりと同時に頭痛も治っていったのです。

頭痛に対する私の施術の中心は、「首と肩の筋肉をほぐすこと」です。

頭痛がなくなると、不思議なことに二日酔いで苦しむこともなくなります。アレルギー性鼻炎もいつのまにか治っていました。もっとも、これは私の個人的なものかもしれません。

頭痛を抑える薬（痛み止めなど）を飲んでいた頃は、胃が痛くなることがよくありました。頭の痛みがひどいときは薬を飲まざるを得ませんが、できれば飲みたくないなというのが本音でした。

薬に頼らず、頭痛に悩まされない体になりたい。そんな思いが強くなっていきました。

私自身もそうなりたいと思っていましたし、頭痛を訴える患者さんにひとりでも多く、そうなってほしいと思いました。

これが私の頭痛治療の始まりであり、原点となっています。

天気によって頭痛がひどくなることもあります。私も台風が近づいたり、雨の降る前にはよくなりました。また、寝不足やストレスも頭痛の原因になりました。

それでも私は、そうした原因にも負けない体になることができました。そして、患者さんにもそういう方が増えていきました。

頭痛に負けない体づくり。これが、私の目標であり、願いでもあります。

いま頭痛に悩まされている方は、ぜひこの本で紹介する頭痛撃退法を実践し、自分で頭痛になりにくい体をつくってください。

頭痛に苦しむ人が、ひとりでも減ることを願っています。

第1章

頭痛で悩む人たち

日本人の3人にひとりが頭痛に悩んでいる

日本人の3人にひとり、およそ3000万人が頭痛に悩まされているといわれます。男女比ははっきりしないのですが、私の実感としては、男女どちらが多いということはなく、男性も女性も頭痛に悩んでいるのが現実だと思います。

また、最近は頭痛を訴える子供が増えています。私の息子は小学2年生ですが、先日も「頭痛がする」と言っていました。

実は、高齢の方のほうが頭痛持ちは少ないのです。これは、年をとると痛みに対する感覚が全体的に鈍くなることがひとつの理由です。

もうひとつは、頭痛に悩む高齢者は脳梗塞や脳卒中など、脳の血管障害を経験している方が多く、たんなる頭痛が、より重篤な症状に進んでいるケースがほとんどだからです。

私の祖母も肩こりと頭痛がひどく、二度、脳梗塞になっています。60歳代後半くらいまでは、よく「肩がこった、頭痛がする」と言っていました。そこで、私はよく肩をもんであげました。

しかし、80歳を超えた現在は、もうそんなことは言いません。70歳を超えたあたりから、頭痛を訴える人は少なくなります。

また、女性は生理前や生理中に頭痛になりがちですし、男性は天候の変わり目に頭痛を訴える人が多くなるようです。

ただ、頭痛になる頻度は男性と女性とでは、そんなに差がないように思います。

頭痛外来は「薬ありきの治療」

テレビを見ていると頭痛薬のCMは一年中、放送されています。つまり、季節に関係なく一年中、多くの方が頭痛に悩まされているのです。

これは頭になにがしかの痛みがあり、薬を手放せない人が多いという現状をあらわしています。

しかも、効き目の強い高価な頭痛薬の売り上げが好調だといいます。従来の商品名に「プレミアム」とか「エクストラ」などがついている頭痛薬を、ドラッグストアなどで目にしたことのある人も多いかと思います。

頭痛に悩み、薬に頼らざるを得ない人が多く、薬でなんとかまぎらわそうとしているのでしょう。

以前は「頭痛外来」なんてありませんでした。それが、いつのまにか頭痛に悩む人の駆け込み先として広がっています。しかし、そのおかげで頭痛に悩まされる人が減っているわけではありません。

私自身も頭痛外来に行ったことがありますし、私のところに来る患者さんからもよく話を聞きます。そこでも、やはり「薬で治しましょう」が治療法の基本になっています。

頭痛外来では、神経内科や脳神経外科、内科や精神科、ペインクリニックなどのさまざまな専門医が診療にあたります。総合病院から個人のクリニックまで、多くの頭痛外来があります。

私の個人的な意見としては、頭痛外来はＣＴやＭＲＩ、レントゲンなどの検査もするのですが、「薬ありきの治療」「薬を出すことが前提の治療」という傾向が強いと受け止めています。

結局、薬でしか治そうとしない、薬でしか痛みを抑えようとしていないのです。

また最近は、頭痛の予防治療として頭痛薬が処方されるケースもあります。つまり、頭痛にならないように運動をしたり、体操をしたりするのではなく、頭痛にならないように普段から頭痛薬を飲みましょうというのです。

そんな薬漬けの現状に、私は疑問を感じます。

頭痛がひどいときや頭痛になりそうだと感じたときに、薬を飲んで痛みを抑えるのはいいと思いますが、頭痛がないのに頭痛薬を飲んで予防する……。船酔いや車酔いの薬を飲んで酔いを予防するのは理解できますが、なにか本末転倒のような気がしてなりません。

薬にばかり頼るのではなく、自分の体を根本から見直し、頭痛になりにくい体になっていただきたいと思います。

頭痛薬や痛み止めには副作用がある

ただし、**私は頭痛薬が悪いと言いたいのではありません。**この点は強調しておきます。

私自身、頭痛薬のお世話になった経験があります。頭が痛くて眠れなかったり、吐き気がするとき、大事な仕事の際に起こった頭痛を抑えたいとき、そのようなときには頭痛薬を飲んで助けられています。

しかし、**薬を飲むことは痛みをやわらげたり、抑えてはくれますが、根本的に頭痛を治してくれるわけではありません。**

そこで、頭痛薬に頼らずにすむ体をつくっていただきたいのです。

頭痛持ちの人は、脳梗塞や脳卒中のリスクが高まることを指摘している医師もいます。

実際、私の祖母もそうでした。私の祖母は若い頃から肩こりがひどく、頭痛にも悩まされていたそうです。そこで、私は小学生の頃から祖母の肩を叩いてあげていました。祖母は二度、脳梗塞に襲われました。幸いにもいまは健在ですが、かなり危ない状態でした。

頭痛薬や痛み止めをよく飲む人は胃が荒れてきます。すると、胃がんのリスクも高まるといわれています。

また、これは頭痛薬や痛み止めだけではなく、すべての薬に対していえることですが、薬を飲んでばかりいると肝臓を痛めてしまいます。肝臓が弱るというと、お酒の飲み過ぎが原因ではと思うかもしれませんが、それだけではないのです。

肝臓にはさまざまな役割がありますが、そのひとつに解毒作用があります。

食べものや飲みものの中の栄養素以外の有害なものが、腸から吸収されて肝臓に集まってきます。そして、肝臓には有害なものを無毒化して体外に排出する働きがあるのです。つまり、すべての薬は人体にとって有害なものと判断され、肝臓で解毒されているのです。そのため、薬の多用は肝臓に負担をかけるのです。

また、後の章でもお話ししますが、東洋医学的にみると肝臓もしくは肝臓を中心とした経絡《けいらく》（エネルギーの通り道）である「肝経《かんけい》」の流れが悪くなることでも頭痛になります。どちらにしても薬の飲みすぎで肝臓を弱らせることは、健康によくありません。

やはり薬は百害あって一利なしなのです。飲まざるを得ないときは飲むべきですが、できるだけ飲まないようにすべきだと、私は考えます。

そして知っておいてほしいのは、**頭痛薬や痛み止めには副作用がある**ということです。薬についている説明書には、ちゃんと副作用のことが書かれています。

しかし、それを読む人はほとんどいないでしょう。ぜひ一度、自分の目で確かめてみてください。中には、副作用として頭痛が書かれているものもあります。つまり、「頭痛薬を飲むと副作用として頭痛になることがありますよ」と言っているわけです。

頭痛薬の飲みすぎで、頭痛になることもあります。「薬物乱用頭痛」といいますが、頭痛薬の飲み過ぎで毎日、頭痛に悩まされるような状態です。

これだけの副作用が書かれているのに、まだ安易に飲めますか?

一度、みなさんの飲まれる薬の説明書を読んでみることをおすすめします。

■頭痛薬服用後の副作用の例 1

関係部位	症状
皮膚	発疹《ほっしん》・発赤《はっせき》、かゆみ、青あざができる
消化器	吐き気・嘔吐《おうと》、食用不振、胸やけ、 胃もたれ、腹痛、下痢、血便、胃腸出血
精神神経科	めまい
その他	鼻血、歯ぐきの出血、出血が止まりにくい、 出血、発熱、のどの痛み、背中の痛み、 過度の体温低下

■頭痛薬服用後の副作用の例 2

症状の名称	症状
ショック （アナフィラキシー）	服用後すぐに、皮膚のかゆみ、じんましん、声のかすれ、くしゃみ、のどのかゆみ、息苦しさ、動悸、意識の混濁等があらわれる
皮膚粘膜眼症候群 （スティーブンス・ジョンソン症候群） 中毒性表皮壊死融解症	高熱、目の充血、目やに、唇のただれ、のどの痛み、皮膚の広範囲の発疹・発赤等が持続したり、急激に悪化する
肝機能障害	発熱、かゆみ、発疹、黄疸《おうだん》（皮膚や白目が黄色くなる）、褐色尿、全身のだるさ、食欲不振等があらわれる
ぜんそく	息をするときゼーゼー、ヒューヒューと鳴る、息苦しい等があらわれる
再生不良性貧血	青あざ、鼻血、歯ぐきの出血、発熱、皮膚や粘膜が青白くみえる、疲労感、動悸《どうき》、息切れ、気分が悪くなりくらっとする、血尿等があらわれる

生真面目な日本人は頭痛になりやすい!?

頭痛は英語で「headache」です。言葉があるということは、海外にも頭痛の人がいるわけです。ただし、日本人ほど多くの人が頭痛に悩まされているわけではありません。

「肩がこるのは日本人だけ」というのを聞いたことがありませんか？　海外には肩こりの人がいないのです。

「日本には肩こりという言葉があるから、肩こりの人がいる」という考え方もあります。「英語には肩こりという言葉がないから、肩が痛い人はいるけど、肩こりの人がいない」というのです。

日本では「肩こり」という言葉があることによって、病気が具現化されているのかもしれません。

ただ、外国にも肩こりの症状はあり、四十肩や五十肩の人もいます。それが原因で手がしびれたりするのは万国共通です。

また、日本人は生真面目な性格の民族なので肩がこりやすいともいわれます。**肩こりと頭痛には深い関係があります。**肩こりの人が多いということは、頭痛になりやすい人も多くなります。

日本人の生真面目な性格、ストレスをためやすいこと、勤勉さなどがうつ病の原因ともいわれていますが、精神的に障害のある人と同様の原因で、多くの人が頭痛に悩まされているのです。

スマホの悪影響に注意

また、最近の頭痛の原因のひとつとしてスマホ（スマートフォン）があげられています。

以前から長時間テレビを見たり、あるいは仕事やプライベートなどで長時間パソコンに向かって作業をすることが頭痛の原因となっていました。それがスマホの急激な普及で、より頭痛の人が増えてきているのです。

スマホを見ているとき、ほとんどの人は背中がまるまっています。非常に姿勢が悪くなります。スマホをお持ちの方は実際にスマホを使用して姿勢を確認してみてください。

姿勢が悪いと首や肩、背中の骨格がゆがみ、血流が悪くなり頭痛の原因にもなります。

私の整骨院でも、せっかく施術が終わったばかりなのに背中をまるめ、下を向いてスマホを見ている人がよくいます。とても残念です。

従来の折りたたみ式の携帯電話やｉＰａｄなどのタブレットのほうが、まだ背中は伸びています。スマホを見るときも、できるだけ腕やひじを伸ばし、顔が下を向かないようにしてください。とくに血流を悪くさせないために首を伸ばすことが大切です。

また、スマホには、姿勢が悪くなることだけでなく、電磁波の問題もあります。スマホが発する電磁波により、自律神経が不調を起こして血行不良になり、頭痛の原因となります。

[スマホの悪い姿勢とよい姿勢]

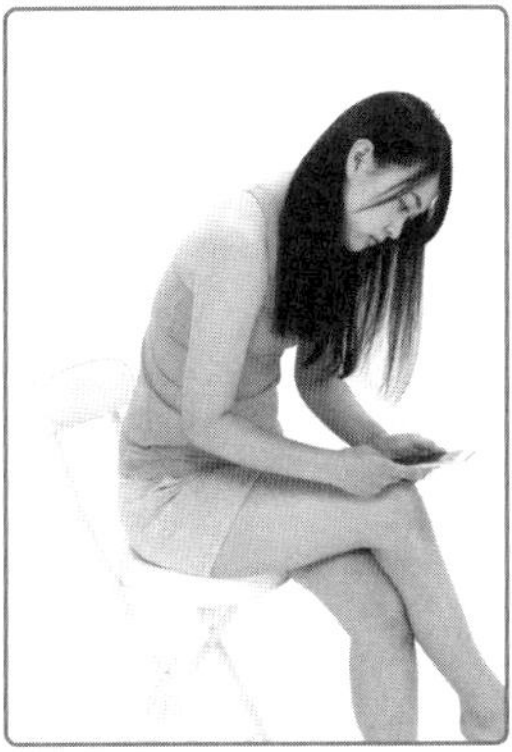

×

上半身が前にまるまっていて、非常に姿勢が悪いです。スマホを見るときは、下の写真のような姿勢を意識する(ただし、どちらの姿勢であっても長時間の使用は控える)。

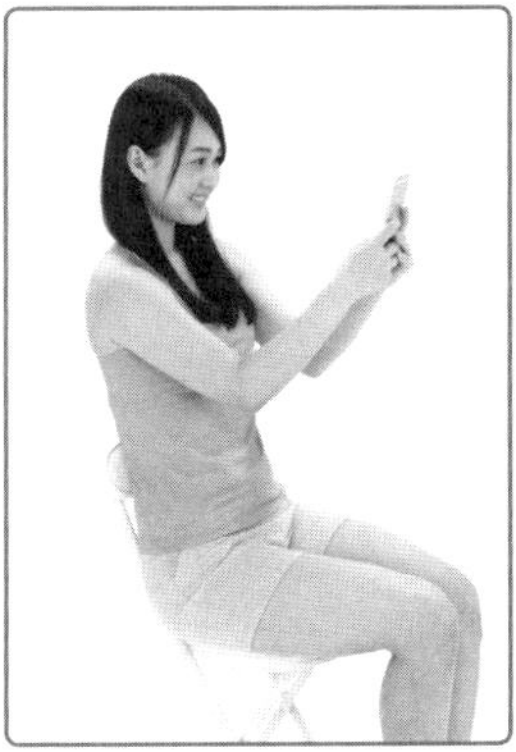

○

写真のように顔を上げ、背もたれに寄りかかり、背筋を伸ばす。スマホを持つ手を胸のあたりまで上げて使用する。

電磁波は、体の細胞を傷つけます。後で説明しますが、頭痛にとっての「毒」となります。

夜寝るとき、スマホを枕元に置いて目覚まし代わりにしている人がいます。これはやめたほうがいいでしょう。実際、私の整骨院でもスマホを目覚まし代わりにするのをやめてもらったら、頭痛が治った方がいました。

いまは、スマホの電磁波を吸収するシートが市販されています。それほど高価なものではありませんので、使うことをおすすめします。

100パーセント防げるわけではありませんが、2、3割は電磁波を軽減してくれるようです。

スマホで通話をするときには、スマホ本体が頭に近づきます。すると、本体が発する電磁波が脳に影響を及ぼします。それを避けるため、通話をするときはイヤホンマイクを使ったほうがいいでしょう。

スマホやケータイを耳に近づけてばかりいると、電磁波によって耳に近づけている側の脳に腫瘍ができやすいという研究結果もあります。

街中を歩いていると、イヤホンマイクを使って通話をしている外国人を見かけることがよくあります。日本人に比べて外国人のほうがイヤホンマイクをよく使っているのは、電磁波のリスクを知識として知っているかもしれません。

とにかく、スマホに依存するような生活はやめましょう。たまには「スマホ断食」をしてみるのはどうでしょう。「今日1日はスマホにさわらない」という日をつくってみるのです。

また、いまではスマホのアプリでスケジュールを管理する人が増えています。これもスマホ依存の一例です。たしかにスマホでスケジュール管理をすると、パソコンとも連動できてとても便利ですが、スマホに依存しすぎることのリスクも知っておいてください。

LINEやメールが気になり、いつもスマホを見ていないと不安なのは、すでに大きなストレスとなっています。ストレスは頭痛の敵です。

「姿勢が悪くなる」「電磁波の問題」「スマホ依存というストレス」、このようにスマホには頭痛につながる3つの問題があります。

目の酷使は頭痛の原因

さらに、スマホばかり見ていると目を酷使することになります。目の酷使は頭痛の原因になります。目を酷使すると目のレンズの厚みを変えてくれる筋肉（毛様体《もうようたい》筋《きん》）が硬くなり、さらに目のまわりの顔の筋肉も硬くなります。そして、首の筋肉もこってきます。すると肩もこります（それぞれの筋肉はつながっています）。

目が疲れると、肩こりや頭痛になりやすいのです。

スマホを見ないのは無理だとしても、必要最低限にするのが望ましいと思います。

目と脳は密接な関わりがあります。

私たちは普段、五感を使って生活しています。「見る」、「聞く」、「嗅ぐ」、「味わう」、「触る」。その中でもっとも多くの情報を集めて脳に入るのは「見る情報」、つまり目の情報なのです。

五感で受け取る情報の9割は、〝視覚〟情報なのです。

アメリカやヨーロッパでは、眼科医とは別に目の専門家である「オプトメトリスト」という資格があります。オプトメトリストは、目を通じて脳を活性化するトレーニングの指導をしています。

目が疲れると脳が疲れるという経験は、みなさんもありませんか？

仕事や勉強、スポーツを一生懸命、頑張った後など、たとえ目を酷使していなかったとしても目がショボショボしてきませんか？

後で紹介する頭痛改善の体操も、目をつぶっておこなうよう指導していますが、これには目をつぶることで、少しでも目を休ませる目的もあります。

目を酷使したり、目を疲れさせることは、脳細胞も疲れさせることになるのです。

できるだけ目を疲れさせないことが頭痛改善の近道なのです。

パソコンやスマホのディスプレイに使われているブルーライトは、紫外線に近い強いエネルギーを持っています。

そこで、ブルーライト防止のフィルムを画面につけたり、パソコンを使うときはブルーライトを防ぐメガネやサングラスを使うようにして、目を酷使することを避けましょう。

頭痛をもたらす3つの原因

体のバランスが崩れると、頭痛の原因になります。

血流がよくなかったり、血液がドロドロになったり、自律神経が乱れたりすると体のバランスが崩れます。

「血流」「血液の中身（毒）」「自律神経」、この3要素の乱れが頭痛を引き起こす原因となります。そこで、私の施術はそれを意識し、その乱れを改善していきます。

1　血流をよくする

2　自律神経の乱れを整える

3　毒を排出して、血液の質をよくする

この3点を心がけています。

これは、蛇口とホースの関係と同じです。

■血流のシステム

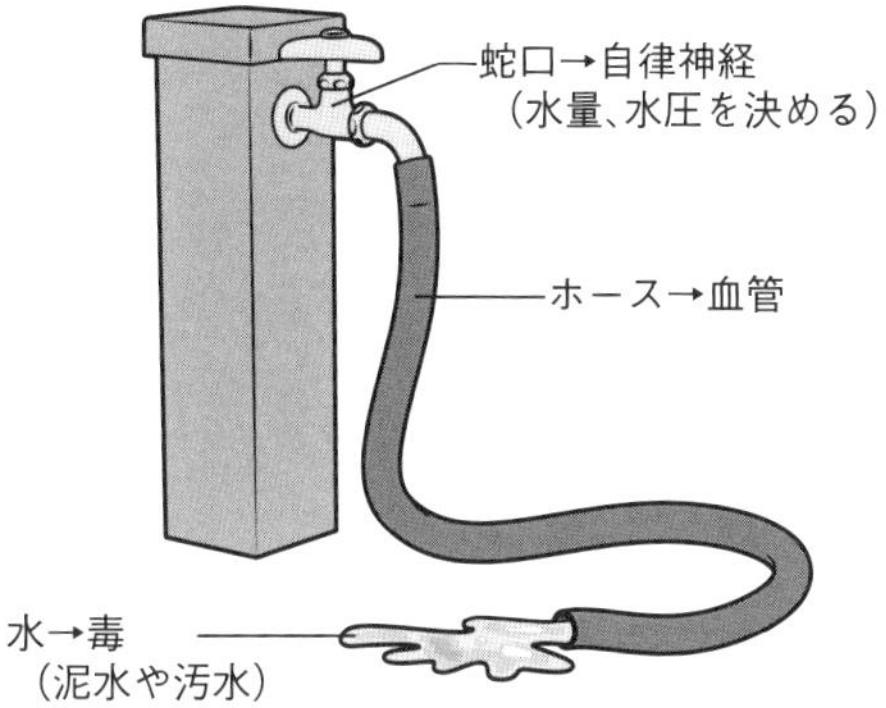

水道の蛇口が自律神経、ホースが血管、流れている水が血液です。この3つの流れが滞《とどこお》ると、体に不調を感じることになります。その症状が上半身に出ている人が頭痛に悩むことになるのです。また、先ほどお話しした目の疲れも目のまわりの血流を上げることで改善します。

食生活の乱れも原因

食生活の乱れは血液の質を悪くするので注意が必要です。生活スタイルや環境汚染は自律神経の乱れにつながります。

食生活では、やはり食品添加物が心配にな

ります。また、外食では油っぽいものが多くなったりします。コンビニの弁当や総菜は便利でお手軽ですが、それに頼りすぎるのはやめたほうがいいでしょう。

いまの野菜は野菜自体の栄養価が減っているといわれます。「自分は野菜をしっかり摂っている」と言う人もいますが、昔の野菜といまの野菜を比べると、栄養価が減っています。

露地植えのキュウリとビニールハウスで育てたキュウリでは、同じキュウリでもビニールハウスのほうがビタミンCが少なかったりします。そのため、野菜を摂っているつもりでも栄養不足になりがちなのです。

いまでは1年中、同じ野菜がスーパーに並んでいますが、野菜はできるだけ旬のものを食べるようにしましょう。

そして、「地産地消」を心がけると栄養価の高い野菜を摂ることができるでしょう。

「一物全体」も重要なことです。「一物全体」とは食材を丸ごと食べるということです。

たとえば、皮まで食べられるものは皮まで食べる。魚も丸ごと一匹食べるということです。ですから、小魚などを頭から食べるようにしましょう。そのものが持つ栄養価をすべて摂り入れることが大切なのです。

また、外食は炭水化物（糖分）のメニューがほとんどです。丼もの、ラーメン、みんなそうです。

外食が多いと肉食が中心になりがちです。ただし、日本人の体は肉ばかり食べることにあまり向いていません。肉は魚に比べて消化に時間がかかります。つまり、体内に滞りやすいのです。肉食が多いと、胃や腸に負担がかかります。

腐るの「腐」という漢字を見てください。この字は「府」の中に肉が入っています。府は内臓の意味です。つまり、内臓の中に肉が入っていることをあらわしています。

このように腐ることと肉には密接な関わりがあるので、肉の食べすぎには注意が必要です。せめて週に2日くらいは肉ではなく、魚を食べるように意識しましょう。

魚は高タンパク質で、しかも低カロリーです。肉に比べて消化がいいので、腸に負担がかかりません。

■それぞれの脂肪酸を含む油や食品の例

オメガ6系脂肪酸	オメガ3系脂肪酸
紅花油	シソ油(エゴマ油)
ひまわり油	亜麻仁油〔α-リノレン酸〕
綿実油	青魚〔EPAやDHA〕
コーン油	クルミ、麻(実)
大豆油	大豆、枝豆、いんげん豆
ゴマ油	
穀類	

消化に悪い肉ばかりを食べていると、腸が疲れてきて便秘にもなりやすくなります。便秘は頭痛の原因になります。**腸にたまった毒素が脳まで達したり、血液の中身がドロドロになったりするからです。**

肉の脂は常温では固まっています。一方、魚の脂は常温でも固まりません。そのため、人の体の中に入っても魚の脂は固まらず、血液はドロドロになりません。よい脂を摂るという意味でも、肉より魚のほうが望ましいのです。

また、質のよい油ということでは、血液をサラサラにしてくれるオメガ6系脂肪酸、オメガ3系脂肪酸が含まれた油がいいです。オメガ6系脂肪酸を含む油では、植物性のごま油やひまわり油などがいいと思います。私がおすすめするのは、オメガ3系脂肪酸を含む油です。**脳の活性化などの働きがあるといわれるオメガ3系脂肪酸を含む油や食品を摂りましょう。**

魚には、オメガ3系脂肪酸が含まれています。良質な油を摂るという意味でも魚はできるだけ食べましょう。

ところで揚げものを食べるときは、揚げたてを食べるようにしてください。**どんなによい油を使っていても、揚げてから時間が経つと油は酸化していきます。**すると、血液がドロドロになる原因になってしまいます。

スーパーやコンビニの揚げものは手軽で便利です。また、家で揚げものをするのは油の処理などいろいろと面倒です。つい、できあいの総菜に手が伸びてしまいますが、注意してください。

マーガリンは避けたほうがいいでしょう。トランス脂肪酸という危険な食品添加物が含まれているからです。バターにしてください。

トランス脂肪酸は化学的につくられたものが多く、自然界にはあまり存在しません。トランス脂肪酸を過剰に摂取すると、動脈硬化や免疫異常、がんを促進させるなど、健康上に問題を起こすというデータも出ています。人間は自然にないものを摂りすぎると拒否反応を起こし、病気、不調になるともいわれています。

また、塩分の摂りすぎは、高血圧の原因になる、脳血管症状を引き起こす原因になるといわれています。一般的に塩分の獲りすぎは不健康だといわれています。「塩分控えめ」もしくは、「減塩」が健康の代名詞になっています。

しかし私は、塩分はあまり気にしなくていいと思います。塩分を気にするより、糖分、砂糖を気にしてください。

とはいえ、精製された食塩（塩化ナトリウム）の摂りすぎはたしかに問題がありますが、自然塩であれば、少しぐらい摂りすぎても問題はありません。自然塩を摂りすぎたところで、高血圧にはなりません。

むしろ自然塩にはミネラルが含まれているので、積極的に摂っていただきたいと思っています。気をつけるのは、精製された食塩です。

「減塩よりも減糖」を意識しましょう。

また、「幸福ホルモン」とも呼ばれるセロトニンという血液中や脳内に含まれる成分があります。

セロトニンは、90％近くが腸でつくられるといわれてます。このセロトニンの過剰の分泌によって血管が広がり、頭痛が引き起こされるともいわれています。腸内の環境が乱れるとセロトニンも出づらくなります。

セロトニン不足によってうつ病や不眠症になります。ところが、セロトニンが多すぎても頭痛の原因になります。セロトニンの分泌が異常に出ると、脳内の血管が収縮拡張して頭痛を起こします（とくに片頭痛）。自律神経が整っていると、セロトニンはバランスよく分泌されるといわれています。

腸が汚れていると解毒作用が弱まり、質のよい血液を作ることを妨げます。**食生活では腸を乱さないことも大切になります。**

薬に頼りすぎるのは危険

頭痛で困っている人は、どんどん強い薬を求めるようになります。そのような人は歯科に行っても、痛み止めが効かなくなってしまうでしょう。

さらに強い薬を求めていくと、脳神経を痛める原因になることもあります。

また、そこまでいかなくても、胃潰瘍になるリスクが高まります。

先ほどもお話ししたように、頭痛薬の説明書にどんな副作用が書いてあるか読んでみてください。

薬自体が悪いわけではありませんが、できるだけ飲まないほうが望ましいのです。これは、医師から処方された薬、あるいは漢方薬でも同じです。

とくに日本の医学界では多剤の傾向が見られます。ちょっとした病気でも、3種類以上の薬が出されたりします。海外では1、2種類しか出しません。

頭痛で5種類以上の薬を飲む人もいます。こんなことは海外では見られません。

「薬のカクテル効果」といいますが、複数の薬を合わせて飲んだときにどんな症状があらわれるのかは、未知の世界なのです。その意味でも、あまり薬に頼ることはやめたほうがいいと思います。

たとえば食品添加物では、厚生労働省はAという食品添加物はほとんど害がないと言います。そして、Bという食品添加物も、大量に摂らなければ害はないと言います。それでは、AとBを一緒に摂ったらどうなるか？

これは研究がなされていないのです。未知数です。薬もこれと同じ状況にあります。化学物質を体に複数入れたことで不調があらわれた場合、原因がどこにあるのかわかりにくくなるので注意が必要なのです。

頭痛外来などに行くと、CTやMRI、レントゲン、脳波計などで検査をしてくれます。血液検査もおこないます。それでも異常がないと言われることが多いです。

もし異常があると言われたら、それは「二次性頭痛」なので早急に専門の病院で処置してもらう必要があります。私も二次性頭痛が疑われる場合は、すぐに病院に行くことをすすめています（二次性頭痛については、次の章で説明します）。

しかし、ほとんどの頭痛持ちの人（一次性頭痛の人、説明は次章で）は異常なし

■頭痛に直接、間接的な原因となる主な「毒」

- 食品添加物（保存料、着色料、香料、化学調味料など）
- 天候（気温、湿度、気圧）　●農薬、殺虫剤
- フライパンに使われるテフロン、アルミ缶のアルミニウムなどの重金属
- 電磁波　●静電気　●遺伝子組み換え食品
- マーガリンやファーストフードなどに含まれるトランス脂肪酸
- 酸化した油（時間が経過した油）
- 白い精製物（砂糖・小麦・米）などの摂りすぎ
- 人工甘味料（アスパルテーム、スクラロースなど）
- 大気・水質・土壌汚染　●加工食材全般の摂りすぎ
- 漂白剤、市販のシャンプー、芳香剤、化粧品など
- 精神的ストレス　●食べすぎ（栄養過多）もしくは、栄養不足
- 薬（西洋、漢方とも）、どの薬にも副作用はあります
- タバコ、アルコール（摂りすぎはダメ）

と診断されます。なぜなら、脳自体には異常がないからです。脳自体ではなく、脳のまわりにある血管や神経、髄膜の問題が頭痛の原因になっています。

医師によっては「これは気持ちの問題だから」と言って、心療内科や神経内科をすすめるケースもあります。

頭痛で眠れないと訴えると、睡眠導入剤を処方する医師もいます。

中には、うつ病の薬が処方されるケースもあります。うつ病の薬には一時的に筋肉をほぐす効果があります。そのため頭痛が抑えられるので、その薬を多用される方もいるようです。

第2章

頭痛の種類

一次性頭痛と二次性頭痛について

頭痛持ちの方が悩まされている慢性頭痛は、大きく「一次性頭痛」と「二次性頭痛」のふたつに分けられます。

頭痛を訴える方の約9割が一次性頭痛で、1割が二次性頭痛といわれています。そして、頭痛全体の8割が「緊張型頭痛」で、1割が「片頭痛」といわれます（緊張型頭痛は2000万人、片頭痛は84万人いるというデータもあります）。ほかに「群発頭痛（三叉《さんさ》神経・自律神経性頭痛）」があります。

緊張型頭痛とは、頭の両側がギューッと締めつけられるような痛みが、数十分から数日間だらだらと続く頭痛です。

前兆や悪心《おしん》・嘔吐などの随伴《ずいはん》症状はなく、体を動かしても症状はひどくなりません。「ストレス頭痛」とも呼ばれ、精神的・身体的ストレスが原因となる場合もあります。

緊張型頭痛は、首や肩のこりからくる頭痛と考えてください。頭全体が重かったり、首の後ろが重かったり、肩も張ったりします。肩こりを併発する人が多いことに特徴があります。

片頭痛は女性に多いといわれています。月に1回から数回起こり、その痛みが1日中続いたりします。

頭の片側に痛みを感じ、心臓が脈打つようにズキンズキンと痛む拍動性《はくどうせい》の頭痛発作をくり返します。

片頭痛の痛みは、頭の両側で起こることもあります。また、ズキンズキンと脈を打たないことも少なくありません。緊張型頭痛と同様に肩こりを併発する人も多くいます。

なお、片頭痛でも頭全体に痛みを感じるようになる人を「緊張型頭痛・片頭痛混合頭痛」とする場合もあります。最近は、ズキンズキンと脈を打つように頭の片側が痛い、それだけでなく肩や首も痛いと訴える方が増えています。

群発頭痛（三叉神経・自律神経性頭痛）は男性に多いといわれ、季節の変わり目などに多く見られます。

頭痛の種類

一次性頭痛	●緊張型頭痛 ●片頭痛 ●群発頭痛（三叉神経・自律神経性頭痛）
二次性頭痛	●外傷後の頭蓋《ずがい》内出血による頭痛 ●くも膜下出血　●脳腫瘍《しゅよう》 ●感染症による頭痛（例：髄膜炎《ずいまくえん》） ●高血圧　●薬物乱用頭痛 ●頭蓋骨、首、目、耳、鼻、副鼻腔《ふくびくう》、歯、口、あるいはその他の顔面や頭蓋の構成組織の障害に起因する頭痛や顔面痛 ●精神疾患による頭痛

群発頭痛は目から側頭部にかけて短時間、キリキリと突き刺すような激しい痛みが起こります。数週間から数ヵ月の群発期間中、毎日出現する頭痛で、夜間や睡眠中など決まった時間帯に頭痛発作が起こりやすいことが特徴です。

痛みは片側にあらわれることが多く、痛みと同じ側の眼球結膜充血、流涙《りゅうるい》、鼻汁、鼻閉《びへい》（鼻づまり）などの自律神経症状を伴ったりします。

群発頭痛と緊張型頭痛を併発されている方もいます。日頃から頭痛に悩まされていて、季節の変わり目にはその痛みが悪化します。

しかし、頭痛が起こるメカニズムはまだはっきりとは解明されていません。筋肉の緊張など、なにかしらの原因で血管が細くなります。その細くなっている血管が広がったときに神経にふれることで痛みを伴う。これが有力な説とされています。

一次性頭痛は脳の中に異常があるわけではありません。脳のまわりにある血管、神経、髄膜（くも膜、硬膜など）に問題があるのです。

たとえば緊張型頭痛では、肩こりがひどくなると、首のまわりを締めつけ、筋肉が血管を圧迫します。その圧迫された血管が広がるときに痛みを伴います。

また、最近は片頭痛の人のほうが緊張型頭痛より多いという報告もあります。

一次性頭痛はこのように分けられています。しかし私の頭痛撃退法では、自分の頭痛が緊張型頭痛なのか、片頭痛なのかで治し方が変わるわけではありません。なので、一次性頭痛であれば、自分の頭痛の種類にそれほど神経質になる必要はないと、考えています。後で紹介するように、頭痛の起こる場所により自分にあった撃退法を実践してください。

なお、本書でおさまる頭痛は一次性頭痛になります。

二次性頭痛は病気が原因

頭痛持ちの1割が二次性頭痛といわれますが、この二次性頭痛はなんらかの病気が原因による頭痛なので注意が必要です。

頭部の外傷、くも膜下出血、脳腫瘍などの重篤な症状も考えられ、命の危険が伴います。

二次性頭痛であれば、MRIやCT、レントゲン、脳波計、血液検査などで異常が見つかります。普段とは違う強い頭痛に襲われたときなどは病院での検査をおすすめします。

逆に言えば、そうした検査や医師の所見で異常が見つからない人は一次性頭痛となります。

二次性頭痛には耳鼻科、眼科、歯科も含まれます。つまり、鼻が詰まって頭痛になる人、歯が痛くて頭痛になる人も二次性頭痛です。そうした症状の人は早めに治療をして、頭痛の根本原因を取り除くようにしてください。

また、「関連痛」という、病気の原因となる部位とは異なる部位にあらわれる痛みがあります。たとえば、肝臓が悪いと右の肩が痛くなったりします。関連痛による頭痛というケースもあるので、注意が必要です。

一次性頭痛と二次性頭痛を見分けるサポートとして「二次性頭痛のチェックリスト」を掲載しました。頭痛に悩まされている方は参考にしてください。

二次性頭痛には薬物乱用頭痛、副鼻腔《ふくびこう》や歯の異常、高血圧による頭痛も含まれます。たとえば、歯周病や歯肉炎から頭痛が引き起こされることもあります。

身近な痛みが二次性頭痛につながるリスクもあるので、鼻や歯に異常を感じたときは、すみやかに耳鼻科や歯科を受診するようにしましょう。

［二次性頭痛のチェックリスト］

左記のいずれかの項目に当てはまる人は二次性頭痛が疑われます。病院で検査を受けることをおすすめします。

□突然の頭痛
□いままで経験したことがない頭痛（例：後ろからバットで殴られたような頭痛）
□いつもと様子の異なる頭痛（例：朝から痛い、いつもと痛みの場所が違う）
□頻度と程度が増していく頭痛（例：1週間以上痛みが続く）
□50歳以降に初発の頭痛
□めまいがする、焦点が合わない
□がんや免疫不全の持病（リュウマチ・膠原《こうげん》病など）を持っている人の頭痛
□まっすぐ歩けない
□発熱がある

□ろれつがまわらない

肩や首のこりと頭痛の関係

頭痛持ちの人の多くが緊張型頭痛です。そのことから、私は「頭痛の人は首や肩に問題がある」と考えるようになりました。

しかも、片頭痛と言われた人でも肩こりの人が多くいます。片頭痛がするときはその痛みが気になり、肩こりのことは意識しないけれど、片頭痛がしないときは肩こりに悩まされると言います。

肩や首がこっていないという群発頭痛の人の肩や首をさわると、カチカチになっていたりします。

つまり、**頭痛は肩や首のこりに関係がある**と思ったのです。

父親から施術を受け、その後、セミナー、書籍、治療院、病院巡りと自分なりの勉強を重ねることで、私は10年前にこれに気がつきました。そして、「**上半身のこりをほぐし、血流をよくすれば頭痛は治る**」という結論にたどり着いたのです。

私の整骨院では、頭痛の施術を「頸椎《けいつい》セラピー」と呼んでいます。血流改善、自律神経の調整、毒の排出の3要素を基本に首を中心に肩までを少し特殊なもみ方で施術しています（症状によっては特殊な電気療法もおこなっています）。

頭痛の場所は6つに分けられる

私の頸椎セラピーでは、頭痛を痛みが起こる場所によって6つに分けています（長年の研究と膨大な臨床データによります）。痛む場所により、治し方が変わります。私の整骨院でもそのように施術しています。

頭痛持ちの方は、自分の痛みがよく起こる場所がわかると思います。6つのどれに自分の痛みがいちばん近いか判断してください。

ひとつではなく複数にあてはまったり、日によって痛みの場所が変わるケースもあるでしょう。そうした場合は該当する複数の撃退法を試みてください。

頭痛の場所は、左記の６つに分けられます。

A　おでこ・顔面全体
B　頭のてっぺん
C　目の奥
D　側頭部（両側もしくは片側）
E　後頭部
F　頭全体

私の経験上では、「Dの側頭部」と「Eの後頭部」に痛みを感じる人が多いと思います。その次に多いのが「Cの目の奥」でしょうか。

頭痛の場所

頭痛の起こる場所は、６つに分けることができます。

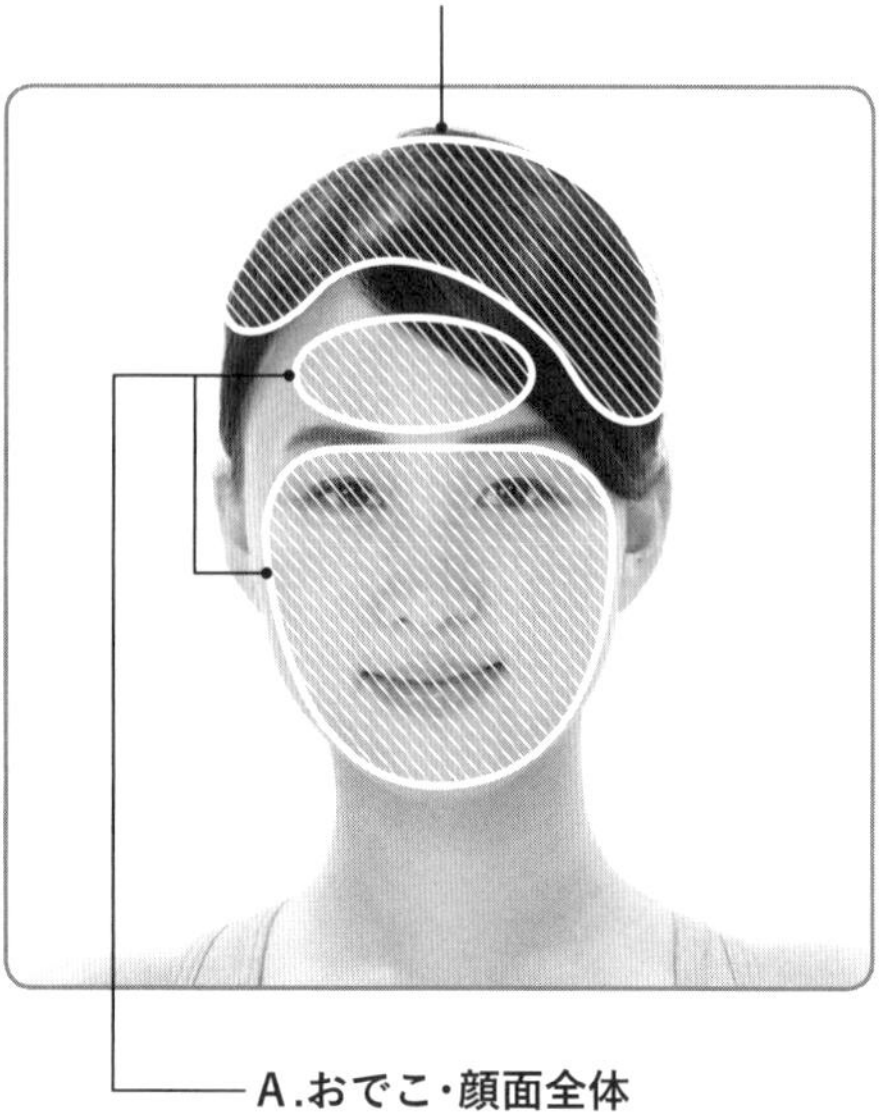

Ａのおでこ・顔面全体が痛い人は、緊張型頭痛、後頭神経痛、片頭痛、群発頭痛。
Ｆの頭全体が痛い人は、緊張型頭痛。

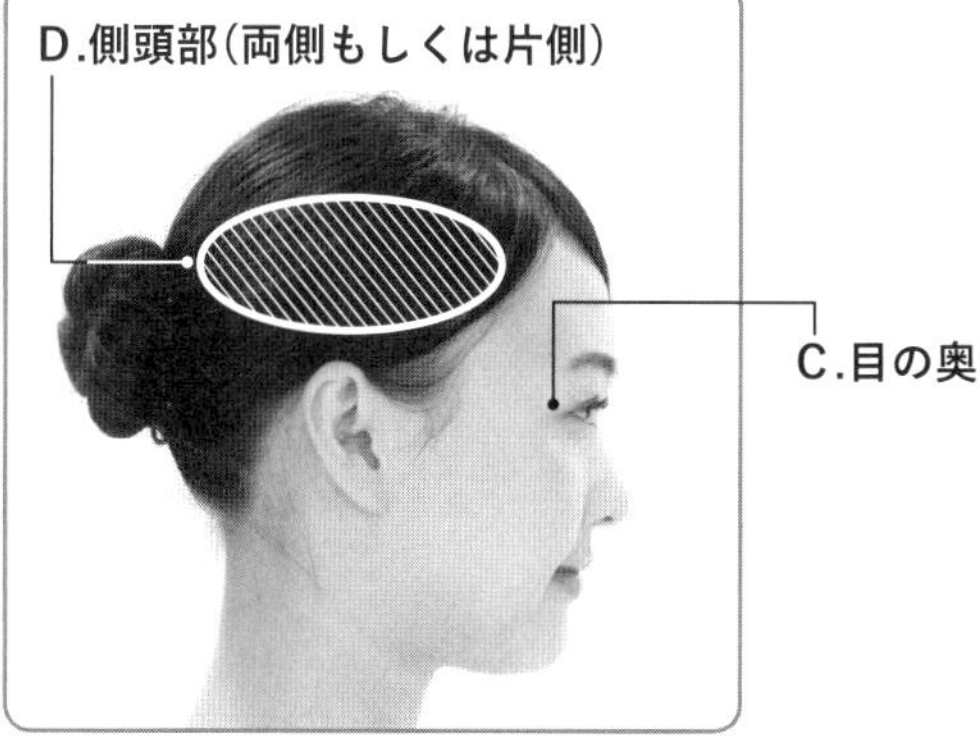

Cの目の奥が痛い人は、緊張型頭痛、片頭痛、群発頭痛。
Dの側頭部が痛い人は、緊張型頭痛、片頭痛、群発頭痛、側頭動脈炎。

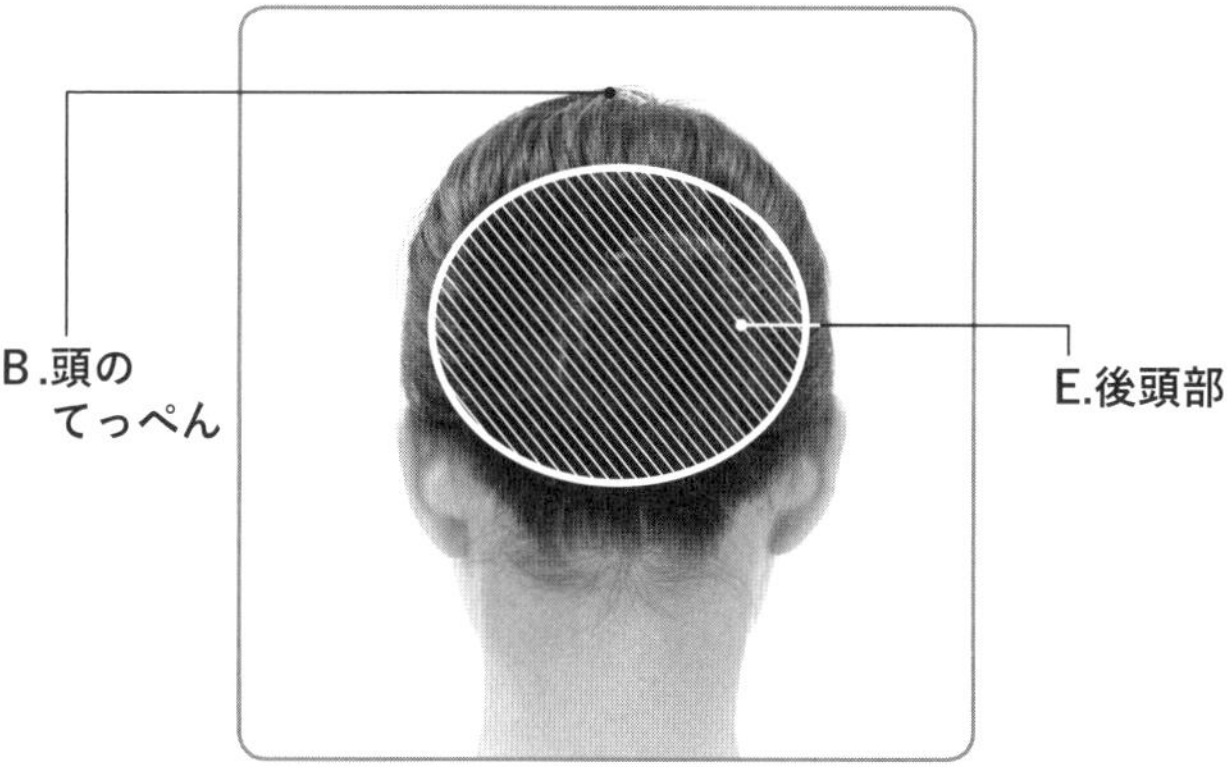

Bの頭のてっぺんが痛い人は、緊張型頭痛、後頭神経痛。
Eの後頭部が痛い人は、緊張型頭痛、後頭神経痛。

■痛む場所に関連した頭痛の種類

A	おでこ・顔面全体	緊張型頭痛、後頭神経痛、片頭痛、群発頭痛
B	頭のてっぺん	緊張型頭痛、後頭神経痛
C	目の奥	緊張型頭痛、片頭痛、群発頭痛
D	側頭部（両側もしくは片側）	緊張型頭痛、片頭痛、群発頭痛、側頭動脈炎
E	後頭部	緊張型頭痛、後頭神経痛
F	頭全体	緊張型頭痛

上の表にそれぞれの頭痛の場所と、その場所によく起こる一次性頭痛の種類をまとめました。

表には「後頭《こうとう》神経痛」と「側頭動脈炎《そくとうどうみゃくえん》」も含まれています。これらは厳密には頭痛ではありませんが、頭のまわりにある神経や血管が関係しており、頭痛と同じような痛みがあるので、ここでは併せて治療していきます。

後頭神経は首の後ろにあり、その神経が詰まってくると、頭皮にそってとくに後頭部にビリビリした痛みを感じます。これが後頭神経痛です。後頭部の頭皮が痛いので頭痛と勘違いしている人もいます。

側頭動脈炎は、側頭部の頭皮の下にある動脈に起こる炎症です。片側や両側の側頭部に頭痛に似た拍動性の痛みを感じます。

表からわかるように、緊張型頭痛はどの部位でも起こります。頭痛の8割を占めている緊張型頭痛を改善させることが重要になります。

私の「頸椎セラピー」の特色

私の治療は、次の3点が基本になります。

①　自律神経の乱れの改善

②　血流をよくする

③　毒を出す（血液の質をよくする）

この3点に**「気の流れをよくする」**という東洋医学的な視点（気功や経路にそったマッサージや電気療法、鍼やお灸による施術）もプラスされています。

頭痛の原因には、ほかの説もあります。三叉《さんさ》神経（顔の感覚を脳に伝える神経）の中でなんらかの炎症が起こり、それが頭痛の原因となるという三叉神経説、帯《たい》状疱疹《じょうほうしん》ヘルペスが神経の中に入り、やはり炎症を起こすという帯状疱疹ヘルペス説があります。

また、先ほどお話ししたようにセロトニンによる脳血管拡張説もあります。これは幸福ホルモンといわれるセロトニンの分泌が増えすぎ、脳血管が拡張し、頭痛を引き起こすという説です。

頭痛を心因性に原因を求める説もあります。とくに、ストレスが原因とされます。ストレスによって自律神経が乱れるので、私もこの説には賛成しています。

しかし、いずれにしろ、まだはっきりとした原因は解明されていません。

また、日本では緊張型頭痛と片頭痛を分けていますが、海外では同じものとして扱っている国もあります。

第3章

1分でおさまる頭痛撃退法

頭痛撃退法の第1ステップ

頭痛薬には即効性があります。そこで、頭痛に悩む人は頭痛薬を飲みます。ただし、頭痛薬は頭痛の原因を根本から治してくれるわけではありません。あくまで痛みを一時的に抑えてくれるだけです。

つまり、頭痛にならない体をつくることが最終的な目的となりますが、まずはいま現実にある頭痛を抑えるために、ここから薬に頼るのではない、頭痛撃退法を紹介していきます。

どれも1分程度でできる体操やツボ押し、マッサージばかりです。1分間で最大限の効果が出るように考案しました。ぜひ実践して、その効果を体験してみてください。

頭痛を感じたら、まずは、この撃退法を試してみてください。

（1）指そらし

指をそらすことにより腕の筋肉がほぐれ、肩の筋肉もほぐれてきます。また、筋肉を覆っている膜（筋膜）までほぐれます。

さらに、脳の中にある硬膜や軟膜もゆるみます。**そのため脳脊髄液《のうせきずいえき》（脳と脊髄のまわりを流れている液体）が流れやすくなり、自律神経が整い、頭がスッキリしてくるのです。**

またそれぞれの指は、東洋医学的には五臓にまでつながっているとされています。実際に指をそらすことで内臓も整います。

具体的には、親指は肺と大腸、人差し指は脾臓《ひぞう》（膵臓《すいぞう》）と胃、中指は心臓と小腸、薬指は肝臓と胆のう、小指は腎臓と膀胱につながっています。指をそれぞれ刺激することで五臓まで調整することができるのです。

［（1）指そらし］

5本の指は、頭はもちろん、五臓にもつながっています。
指をそらすだけで自律神経、血流が整います。

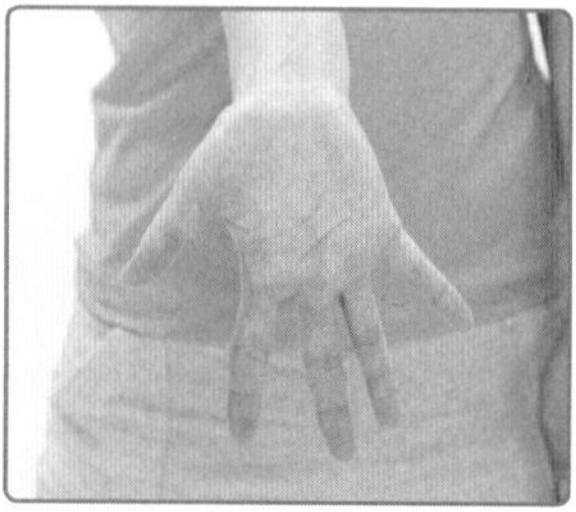

1

手のひらを上にして、右腕を伸ばす。

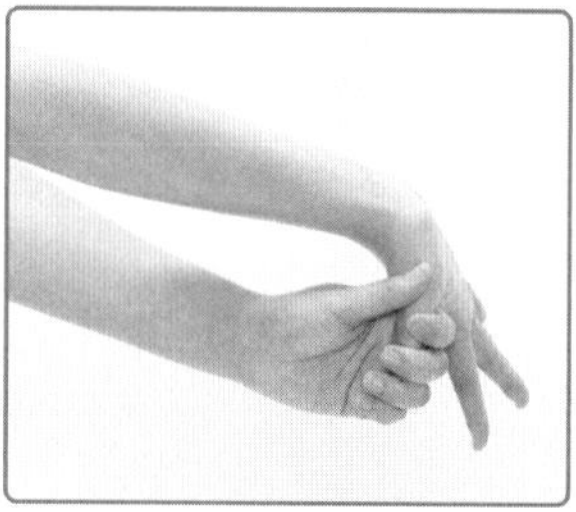

2

右手の親指から順番に1本ずつ内側にそらしていく。

右手の親指を左手の指で写真のようにつかんで、息を吐きながら10秒間、内側にそらす。

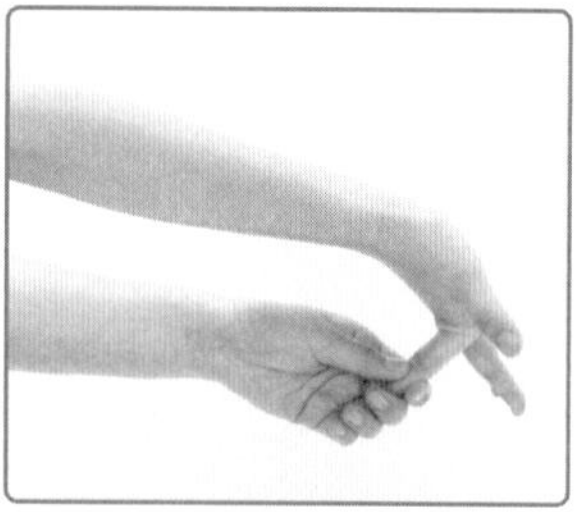

3

人差し指を、同じように息を吐きながら10秒間、内側にそらす。

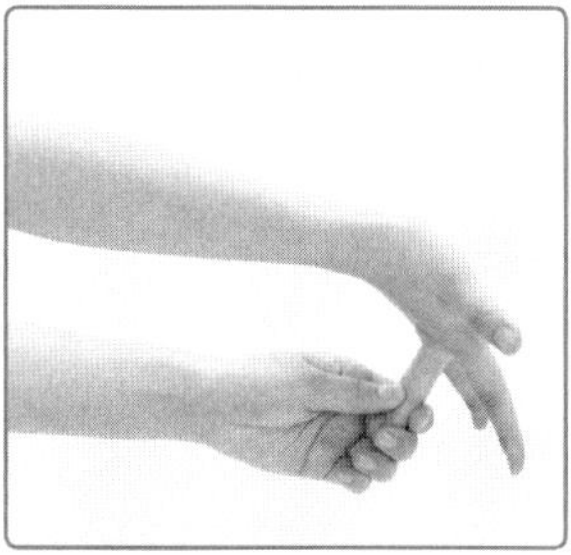

4

中指を、同じように息を吐きながら10秒間、内側にそらす。

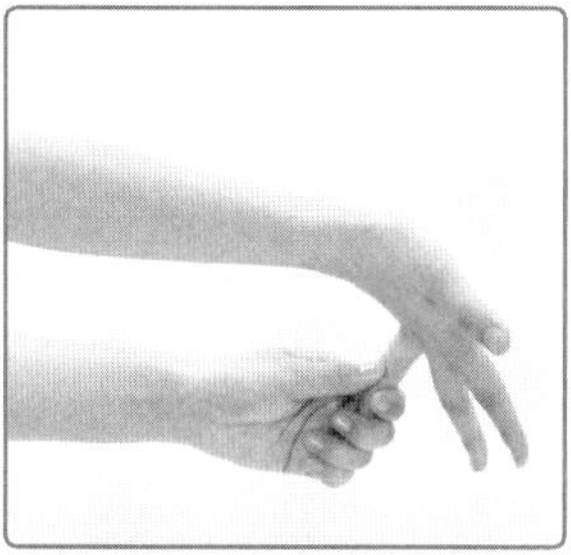

5

薬指を、同じように息を吐きながら10秒間、内側にそらす。

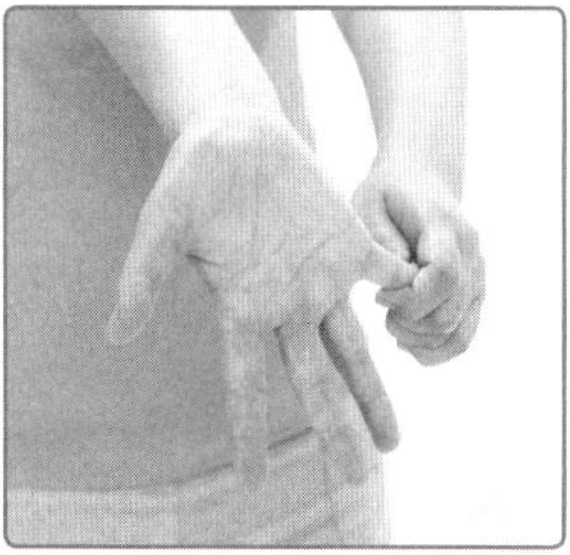

6

小指を、同じように息を吐きながら10秒間、内側にそらす。

同様に左手もおこなうと効果的。

また指をそらしたときに、とくに強く痛みを感じる指がある場合は、その指だけもう一度、10秒間内側にそらしてください。

ポイントは、指をそらすほうの腕のひじを、しっかり伸ばすことです。

少し痛いかもしれませんが我慢してください。人にやってもらうと指が折れる危険性がありますが、自分でおこなう場合は指が折れることはありません（その前に自分で力を抜くでしょう）。

ちょっと痛いと感じるくらいに力を加えてください。

人によってはこの「指そらし」が、片手だけで痛みがなくなる人もいます。このように1分弱でできる即効性のある頭痛撃退法になっています。どこでも簡単にできるので、ぜひ試してみてください。

（2）百会のツボ押し

百会は万能のツボといわれています。**とくに頭痛、目まい、鼻炎、自律神経を整えてくれます。**

「百会」の場所

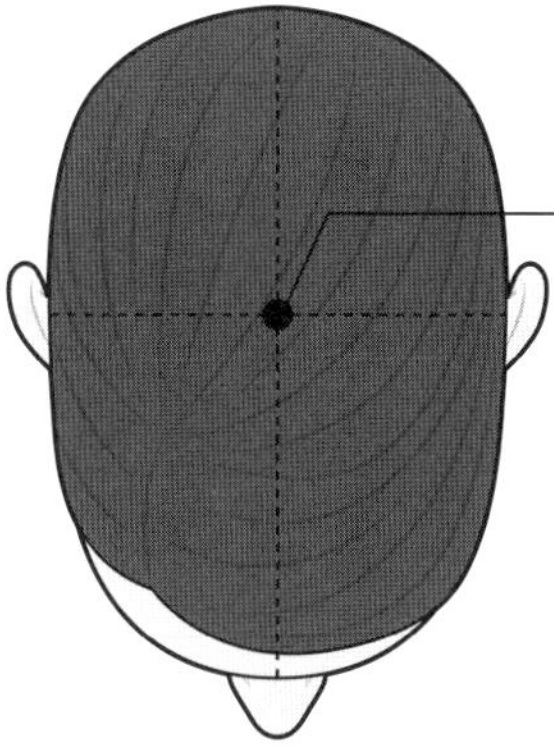

百会《ひゃくえ》は頭頂部にあるツボで、左右の耳の上の先端を結んだ線と、顔の中心から頭のてっぺんに向けた線が交わるところです。

この後の頭痛撃退法の第2ステップでもお話をしますが、ほとんどの頭痛の方の頭皮は硬くなっています。百会を押すことで頭頂部の頭皮マッサージも兼ねることができます。

このツボ押しも即効性のあるものです。1分間でできるので、急な頭痛に襲われたとき（1）の指そらし同様、試してみてください。

［（2）百会のツボ押し］

百会は万能のツボといわれ、
とくに頭痛、目まい、鼻炎などに効果的です。

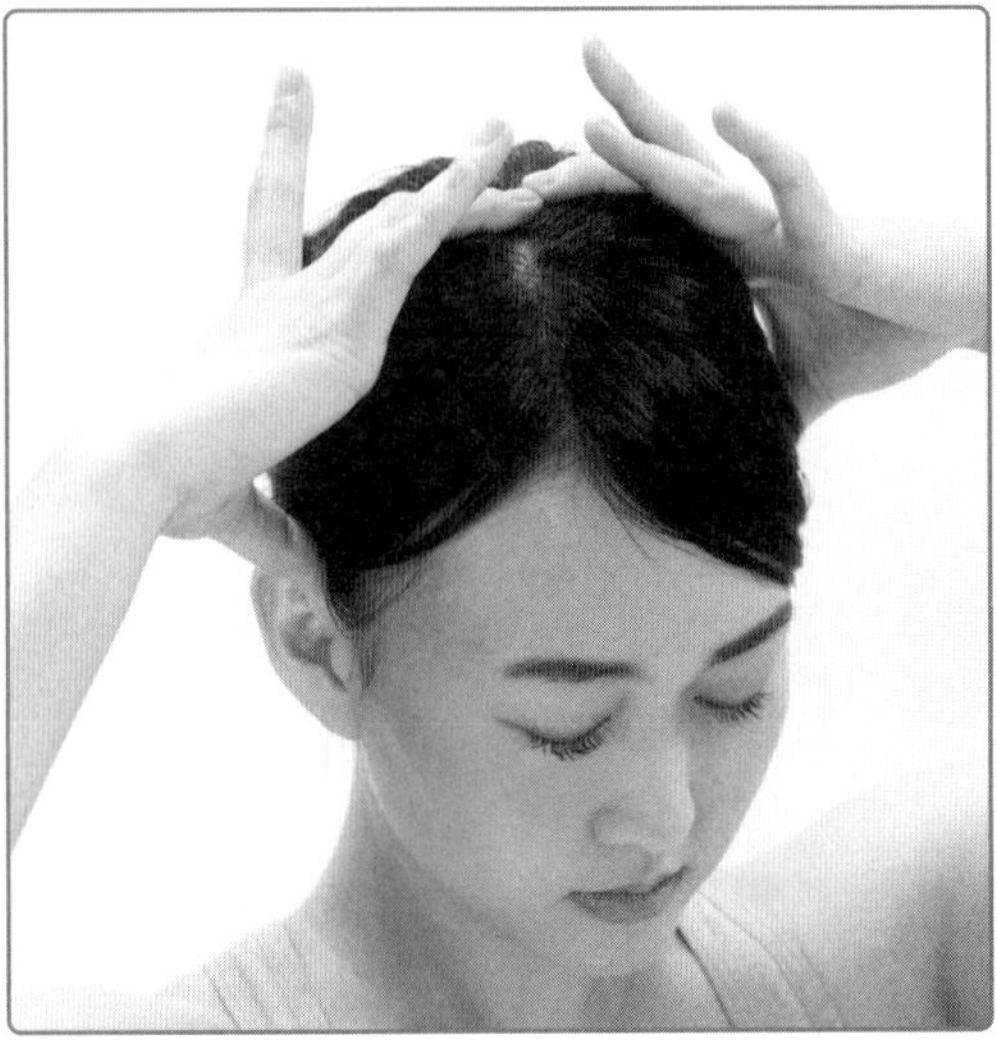

1 左右の中指で百会を押す。

百会を左右の中指の腹で20秒ずつ、軽くゆらしながら押す。卵が割れない程度の力で押す。

20秒押したら力を抜き、すぐにまた押す。それを1セットとして3回押す（合計1分間）。

押しているときは、目をつぶると効果的。

（3）深呼吸

深呼吸にもいろいろな方法がありますが、ここでは私がもっとも効果があると思った呼吸法を紹介します。

まず、**深呼吸することで自律神経が整います**（とくに副交感神経が優位になります）。また、肺にたくさんの空気を出し入れすることで、血液を介して全身に酸素をいきわたらせることができます（血行もよくなりますし、血液にも酸素という栄養素が多く加わります）。

もうひとつ、深呼吸をすることでよいことがあります。姿勢がよくなることです。しっかりと肺に空気を入れようとしても、悪い姿勢だとあまり入りません。姿勢を正さないと深呼吸ができないのです。そのために深呼吸することで、とくに上半身の姿勢が改善されるのです。

これも1分間でできるものです。

また、鼻の通りが悪いと呼吸がスムーズにできないので、鼻の通りがよくなるツボ（迎香《げいこう》）押し、マッサージも紹介します。

[(3)深呼吸]

自律神経が整います。副交感神経が優位になります。
姿勢を正しておこなうことを意識してください。

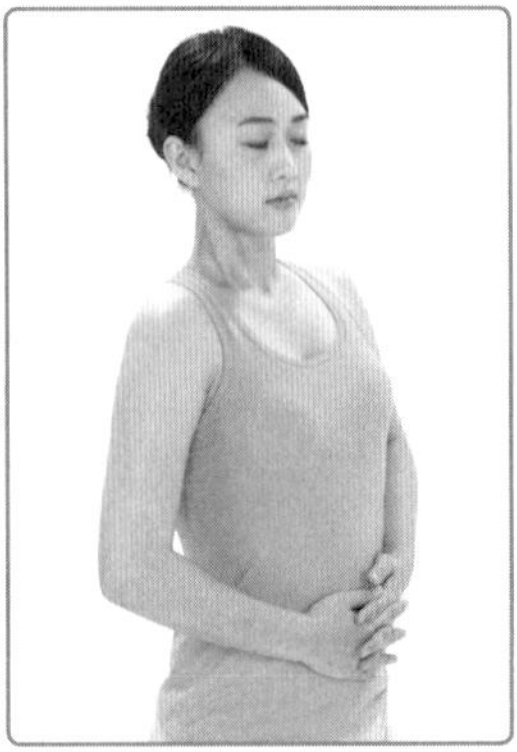

1

目を閉じて、両手はおへその少し下(丹田《たんでん》)にあてる。

鼻から4～5秒吸う(両手でおさえているお腹に空気を入れるイメージでおこなう)。

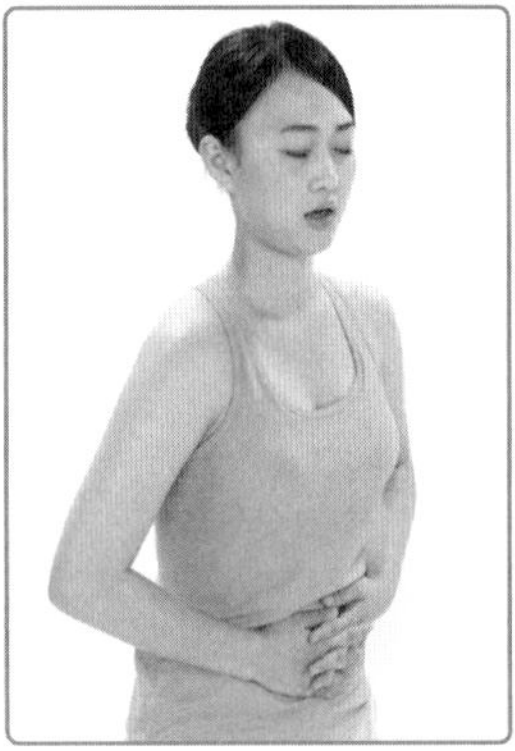

2

目を閉じたまま、両手を軽く押しながら口を「あ」の形にする。

8～10秒、口から吐く。
1 2を5回おこなう。

[鼻の通りをよくする]

深呼吸で鼻呼吸がスムーズにできるように
迎香のツボ押しとマッサージで鼻の通りをよくしましょう。

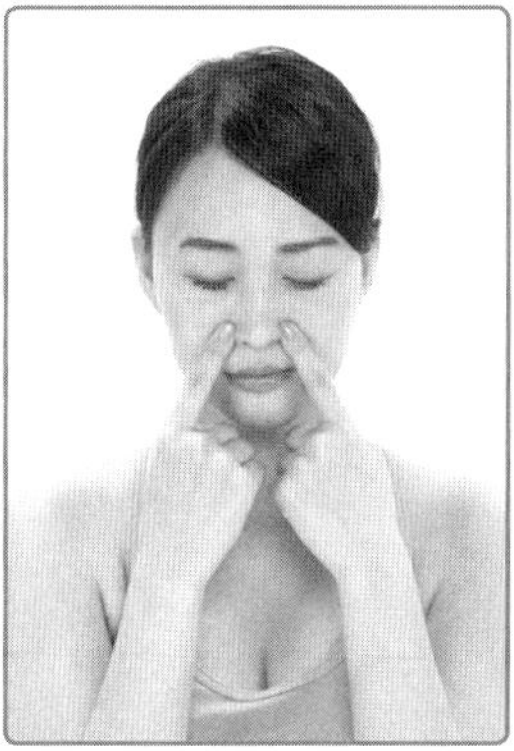

1

迎香を押す。

迎香（鼻のとなりにあるツボ）を少し強めに押す。20秒ずつ3回、計1分間押す。その際は目はつぶる。

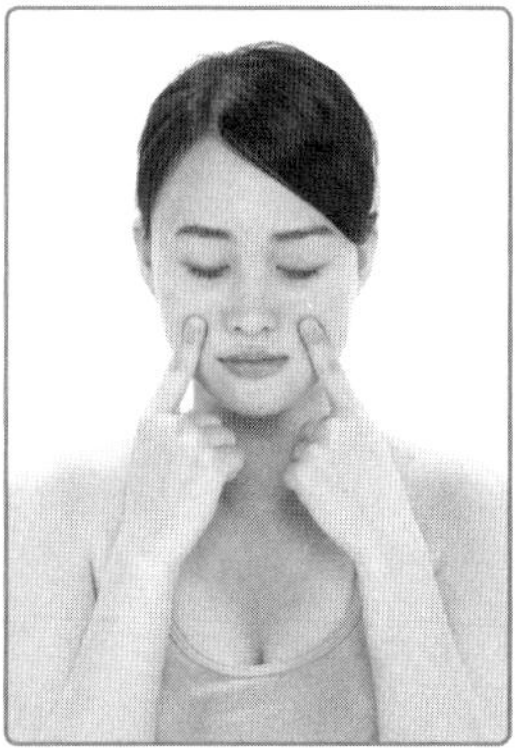

2

副鼻腔をマッサージ

迎香より指の幅1本分、外側の部分を軽く押しながら、ゆっくり内側にまわす（1分間）。その際は目をつぶる。

※天柱（87ページ）も、鼻の通りをよくしてくれるツボになります。

(1)の指そらしと(2)の百会を押すこと、(3)の深呼吸をそれぞれおこなってみてください。

しかし、それだけで痛みがなくなる人もいます。

あまり効果が感じられない人も中にはいるかもしれません。痛みが緩和されない方は、(1)の指そらしと(2)の百会を押すこと、(3)の深呼吸を1セットとしておこなってみるのも効果的でしょう。

それでも効果が感じられない方は、もう1セットおこなってみてください。

ただし、おこなうのは3セット（(1)の指そらしと(2)の百会を押す）までにしてください。それ以上は頭皮や頭蓋骨の関節を痛めたり、炎症につながるリスクもあるからです。

さらにツボ押しで頭痛を対処

頭痛のときは、(1)の指そらしと(2)の百会を押す、(3)深呼吸をまずおこなってみてください。

■頭痛場所に応じた、ツボ押し一覧表

A	おでこ・顔面全体	天柱
B	頭のてっぺん	天柱
C	目の奥	風池／太陽
D	側頭部（両側もしくは片側）	風池／太陽
E	後頭部	風池／天柱
F	頭全体	風池／天柱

それでも、まだ痛みを感じるときは、痛みの起こる場所に応じて効果的なツボを押して頭痛を撃退していきましょう。

67ページで痛みの起こる場所を6つに分けました。

A　おでこ・顔面全体
B　頭のてっぺん
C　目の奥
D　側頭部（両側もしくは片側）
E　後頭部
F　頭全体

A〜F、6つのうち、頭痛の場所に応

■「天柱」「風池」「太陽」の場所

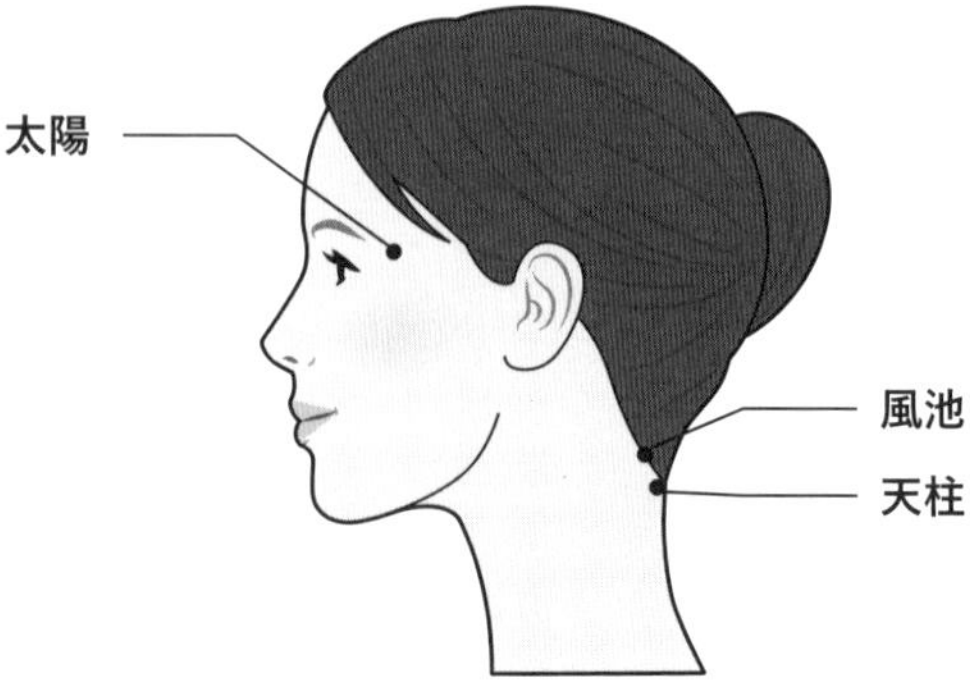

じて、上記のツボ押しをおこなってください。

たとえば、**おでこに痛みを感じる人は「天《てん》柱《ちゅう》」を押します。側頭部が痛い人は「風《ふう》池《ち》」と「太《たい》陽《よう》」を押します。**

これら3つのツボは、頭痛が起きる場所にも近いので、即効性があるとされています。また、頭痛に関連する筋肉のマッサージにもなるので効果的です。

それぞれのツボの場所と押し方を紹介します。

風池は、耳の後ろ下に「乳《にゅう》様《よう》突《とっ》起《き》」という骨の出っぱりがあります。この乳様突起から後頭部のへこみに向かって指の幅4本程度内側。髪の生え際より少し上です。

[天柱のツボ押し]

百会と同様に万能のツボです。頭痛、肩こり、首こり、眼精疲労、自律神経調整に効きます。

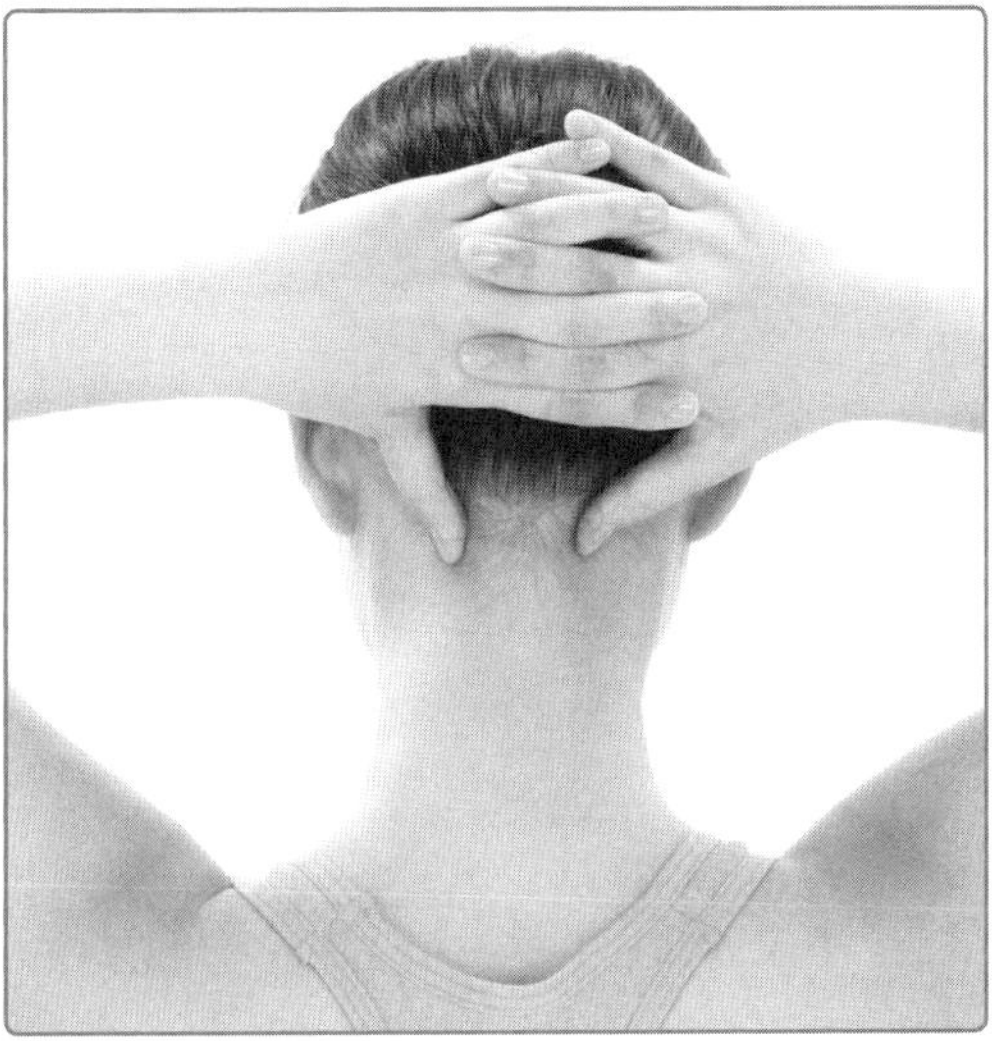

1 両手を写真のように後頭部で組む。

左右の親指の腹で、左右の天柱を
20秒ずつ、3回（合計1分間）少し強めに押す（左右同時に押す）。押しているときは目をつぶる。
効果があまり感じられないときは、
20秒ずつ3回押すのを、もう1回おこなう。

[風池のツボ押し]

風池は、頭痛、肩こり、首こり、めまい、
眼精疲労、自律神経の改善に効くツボです。

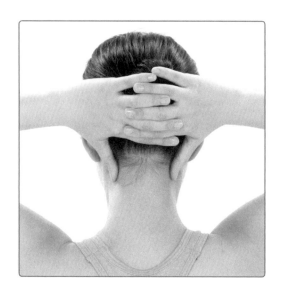

1 **両手を写真のように**
後頭部で組む。

左右の親指の腹で、左右の風池を
20 秒ずつ、少し強めに3回（合計1分間）、左右同時に
押す。押しているときは目をつぶる。
効果があまり感じられないときは、
20 秒ずつ3回押すのを、もう1回おこなう。

[太陽のツボ押し]

太陽は、片頭痛に効きます。
また、眼精疲労、視力回復に効きます。

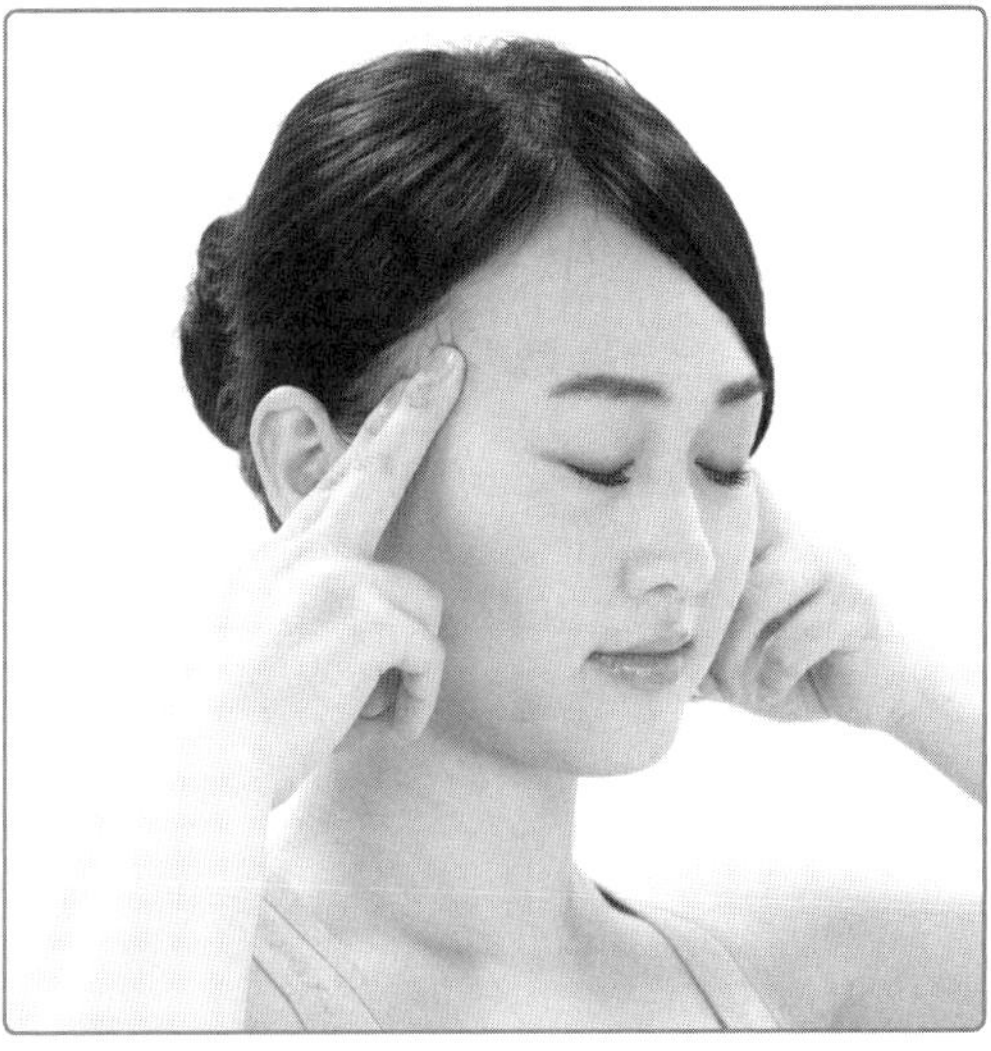

1 左右の人差し指と中指を写真のようにあてる。

左右の人差し指と中指で、左右の太陽を
20秒ずつ、少し弱めに3回（合計1分間）、左右同時に
押す。押しているときは目をつぶる。
効果があまり感じられないときは、
20秒ずつ3回押すのを、もう1回おこなう。

天柱は、風池より指の幅2本程度斜め下の内側。髪の生え際にある2本の太い筋肉（僧帽筋《そうぼうきん》）の外側です。

太陽は、まゆ尻と目尻の中央から、少し後ろのくぼんだところになります。こめかみより、少し目尻寄りです。

頭痛撃退法の第2ステップ

ここまで「指そらし」と「ツボ押し」「深呼吸」による、薬に頼らない即効性のある頭痛撃退法を紹介しました。急な頭痛や頭痛がしそうなときには効果がありますので、ぜひ実践してみてください。

ここからは、より効果をプラスする頭痛撃退法を紹介していきます。具体的には以下になります。

頭痛撃退法の第2ステップ

A	おでこ・顔面全体	①・②・⑤・⑥・⑦・⑧
B	頭のてっぺん	⑥・⑦・⑧
C	目の奥	①・②・③・④・⑤・⑧
D	側頭部（両側もしくは片側）	①・②・③・④・⑤・⑥・⑧
E	後頭部	③・④・⑤・⑥・⑦
F	頭全体	②・③・⑦・⑧

①　側頭部のマッサージ
②　顔やひじを冷水で洗う
③　手のひらのマッサージ
④　足の指をもむ
⑤　耳たぶをもむ
⑥　肩甲骨をまわす
⑦　喉を冷やす
⑧　おでこを冷やす

私の頭痛撃退法は痛みの場所を6つに分け（67ページ）、それに応じた対処法をおこなっていきます。A〜Fの痛みの場所に応じて、①〜⑧の撃退法を上記のようにおこなってください。

たとえば、**側頭部に痛みを感じる人の頭痛撃退法**はこのようになります。

- （1）指そらし（左右の手の指を1分間弱ずつを1セット）。
- （2）百会を押す（20秒ずつ3回が1セット）。

※（1）と（2）は、3回セットまで。

- （3）深呼吸

ここまでが、第1ステップとなります。

まだ痛みを感じるときは、さらにツボ押しをおこないます。

- 「風池」を押し（20秒ずつ3回が1セット）、「太陽」を押す（20秒ずつ3回が1セット）。

※風池と太陽のツボ押しをおこなうのは、2セットまで。

第2ステップとして、以下の撃退法をTPOに応じておこなう。

- ①側頭部のマッサージ
- ②顔やひじを冷水で洗う
- ③手のひらのマッサージ
- ④足の親指をもむ
- ⑤耳たぶをもむ
- ⑥肩甲骨をまわす
- ⑦おでこを冷やす

第2ステップは、すべてをおこなう必要はありません。たとえば、②の「顔やひじを冷水で洗う」や⑦の「おでこを冷やす」は、家にいるときは簡単にできますが、外出先ではむずかしいかもしれません。

そのときの状況に応じて、できるものを取り入れてください。

それでは、第2ステップのそれぞれの撃退法を紹介していきます。

[①側頭部のマッサージ]

頭痛の場所
A（おでこ・顔全体）／C（目の奥）／D（側頭部）

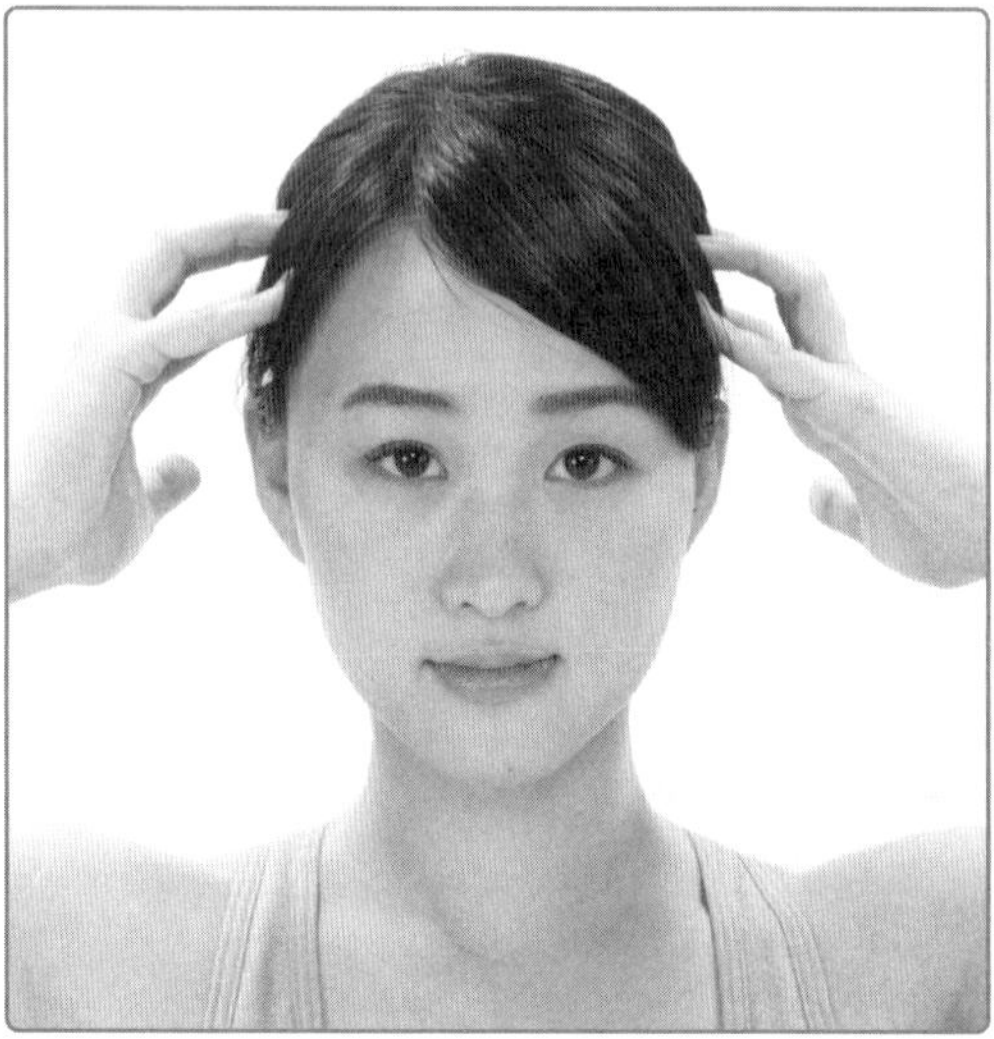

1 **左右の、人差し指・中指・薬指・小指の4本を少し広げ、側頭部に押しあてる。**

押す強さは、少し強めにする。

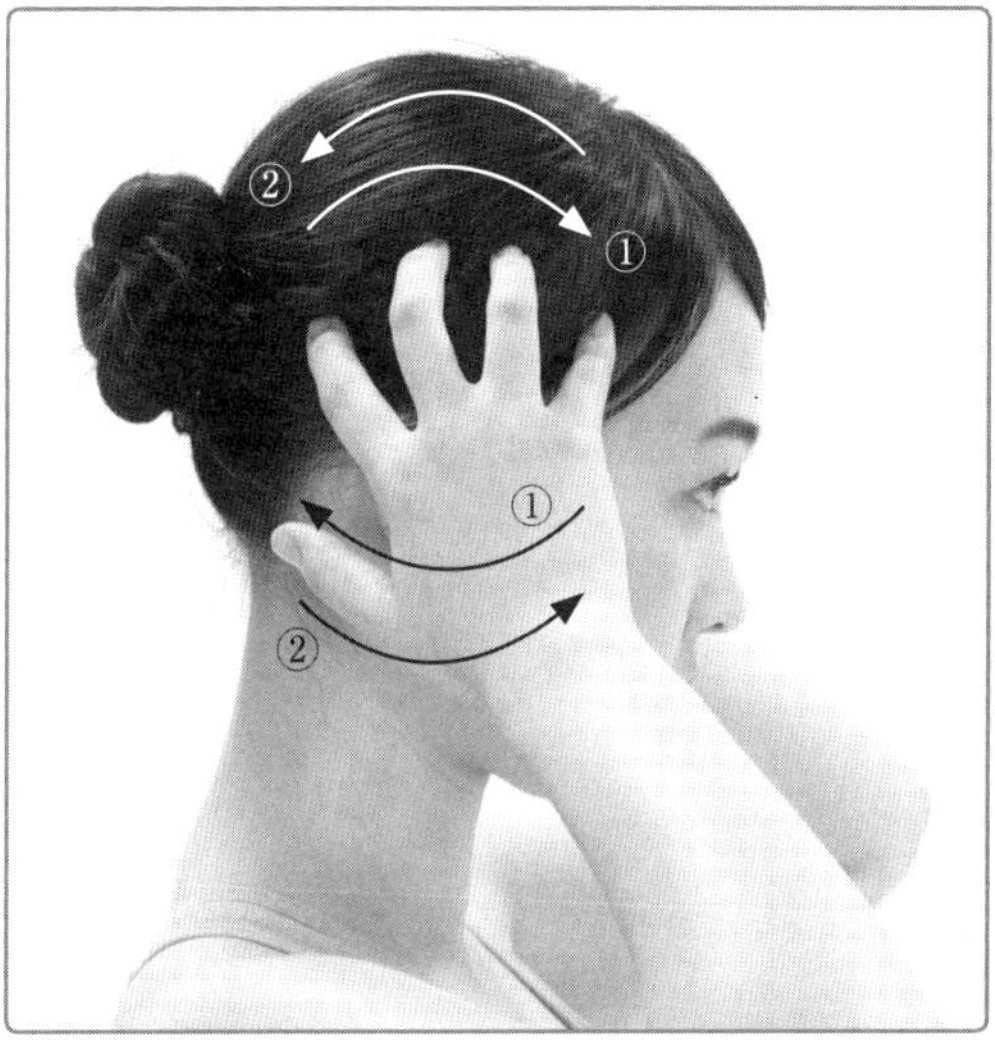

2　**４本の指を押しあてたまま、左右の指を前方向に10回まわして、頭皮をマッサージする。**

次に、指をそのままで、後ろ方向に10回まわして頭皮をマッサージする。

慢性の頭痛の人は、ほぼ間違いなく頭皮が硬くなっています。

前にお話ししたように、頭痛の方は肩こり、首こりを併発しています（自分では自覚していない方もいますが）。筋肉どうしは、筋膜という膜でつながっています。首や肩の筋肉がこると、そのすぐ上にある頭皮の下の筋肉も硬くなっていきます。

頭皮の下には顔の表情をつくってくれる表情筋と、咀しゃくするときに使う咀しゃく筋という2種類の筋肉があり、それらの筋肉が頭全体を覆っています。正しくは、頭皮が硬いというよりも正確には頭を覆っている筋肉が硬いということです。

頭皮の下にある頭を覆っている筋肉がほぐれることで、首や肩、顔面の筋肉もほぐれます。また、頭を覆っている筋肉がほぐれることで、脳脊髄液も流れやすくなります。

そして、頭全体の頭皮（筋肉）が硬くなっている方もいますが、ほぼ8割ぐらいの方が、とくに側頭部の頭皮が硬くなっています。これは後にもお話ししますが、東洋医学的には肝や胆という経路が弱っている方が多いからです。そこで、まずは側頭部の頭皮からほぐしていただきたいのです。**側頭部以外が硬い方も、側頭部をしっかりほぐすことで、頭全体がほぐれますので安心してください。**

[②顔やひじを冷水で洗う]

頭痛の場所
A（おでこ・顔面全体）／C（目の奥）／
D（側頭部）／F（頭全体）

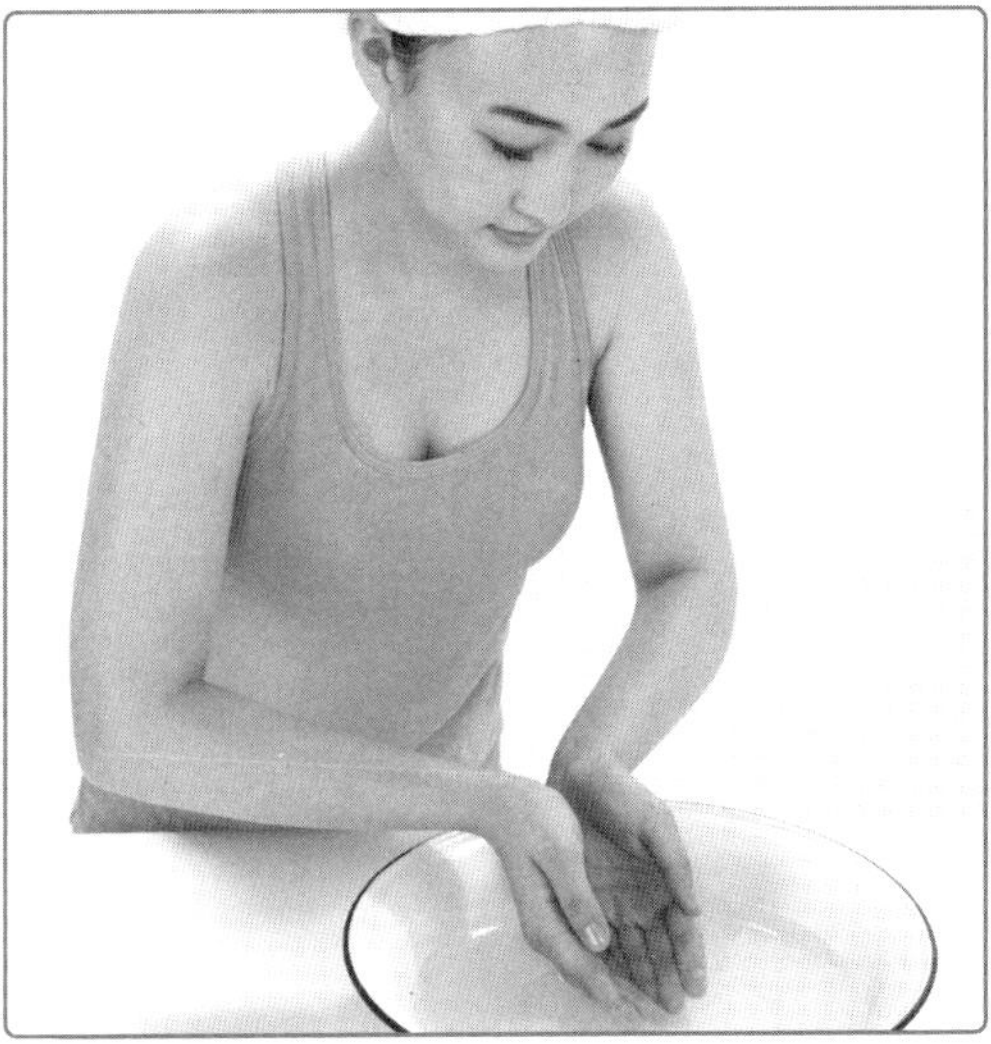

1 水道水の冷たい水で
顔を洗ってください。

次頁へ

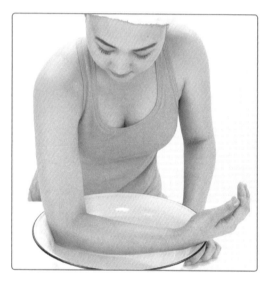

2 その際に、手からひじまでを
冷水で冷やすと、効果的です。

冷たい水で洗うことによって顔の血流がアップします。**血流がアップすると頭痛は起きづらくなります。**顔の表面が冷やされることで、血液の流れがよくなり、体の中の温度を上げようという反応が起こるからです。

また、冷刺激（冷たい刺激）のほうが痛みを取り除く効果が高いからです。よく言われるように、痛いときは、まず冷やすことが基本となります。

頭が痛いときに、本当は頭全体を冷やすことがいいのですが、現実には頭全体を直に冷やすことはむずかしいので、冷水で顔を洗ってください。

ひじには温度を感じる感覚神経が集まっています。たとえば、暑いときに服の袖《そで》をまくると気持ちよくなるのは、ひじが風にさらされて受容器が働き、自律神経のバランスがよくなるからです。

眠いときに、よく顔を洗ってこいと言われますが、顔を洗うこともさることながら、ひじを冷水で冷やしてもシャキッとします。

[③手のひらのマッサージ]

頭痛の場所
C（目の奥）／D（側頭部）／E（後頭部）／F（頭全体）

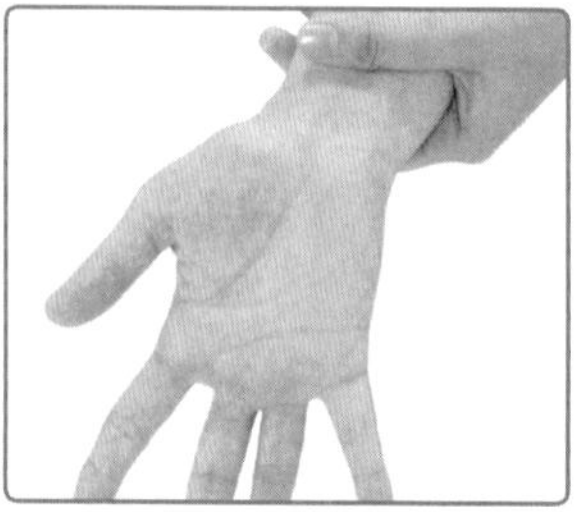

1

右手首を左手で軽く握る。

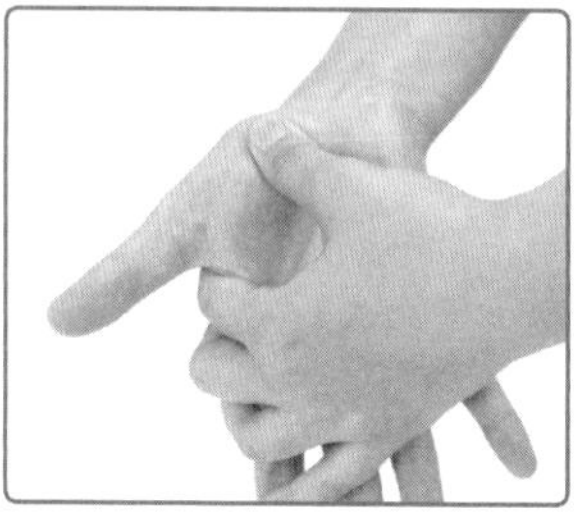

2

右手首から右手の親指に向かって、左手の親指で軽くもんでいく。

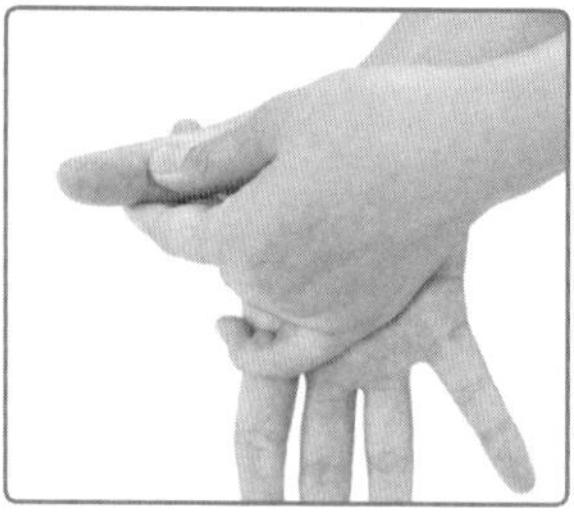

3

右の親指全体を10秒間よくもむ。

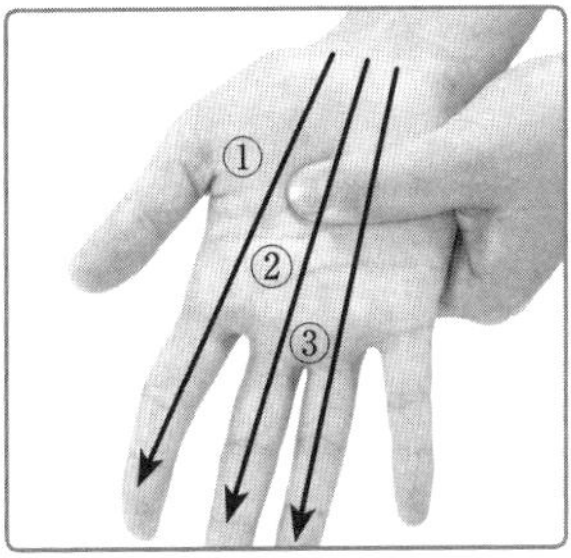

4

右手の人差し指、中指、薬指の順番に左手の親指でもんでいく。

手首のほうから指先に向かって、それぞれの指をもんでいく。

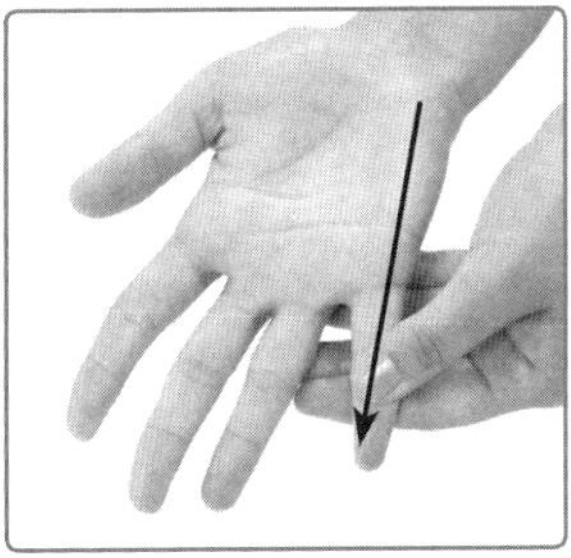

5

右手の小指も
左手の親指でもむ。

左手も同様に右手の親指で、左手の親指から小指までもむ。

■五臓の生理的機能の関連（陰陽五行説）

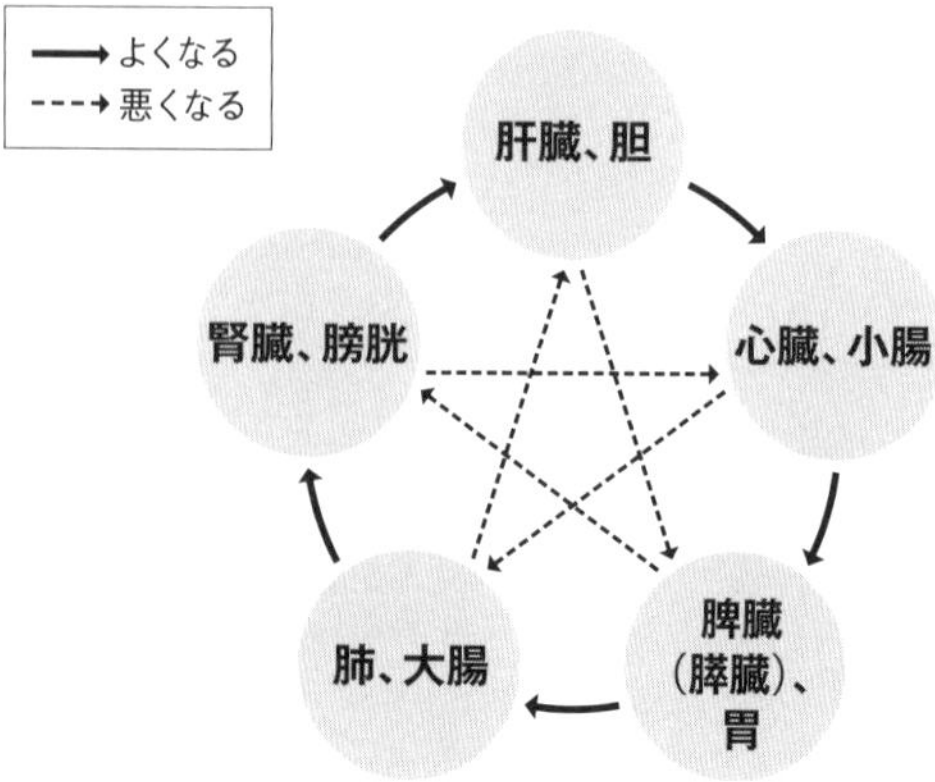

手には全身を刺激するツボがたくさんあります。

東洋医学的にみると、5本の指はそれぞれ五臓にまで経路がつながっています。親指は肺、人差し指は脾臓もしくは膵臓、薬指は肝臓、小指は腎臓につながっています。肝臓と腎臓が弱ると頭痛になりますが、肺や胃が弱っていると巡りめぐって肝臓や腎臓も弱ります。ですから五臓を整えることが非常に大事なのです。

また、親指には頭痛に即効性のあるツボが多いので、指全体をよくもみましょう。

[④足の指をもむ]

頭痛の場所
C（目の奥）／D（側頭部）／E（後頭部）

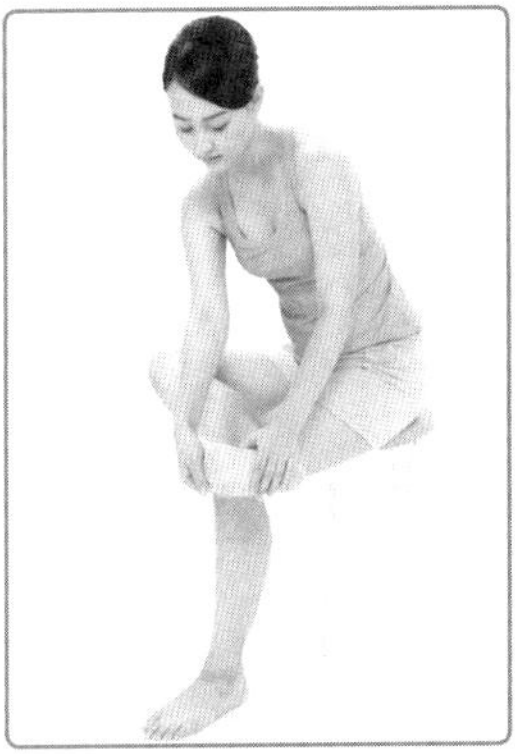

1

イスに座り、右手を右足の５本の指にあてる。

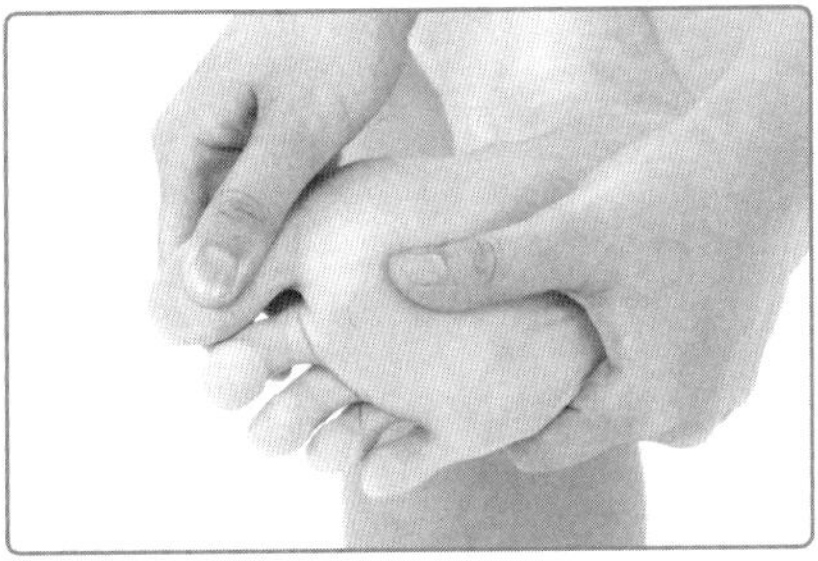

2

右手の親指と人差し指で右足の親指全体を押しながら、30秒間もむ。

次頁へ

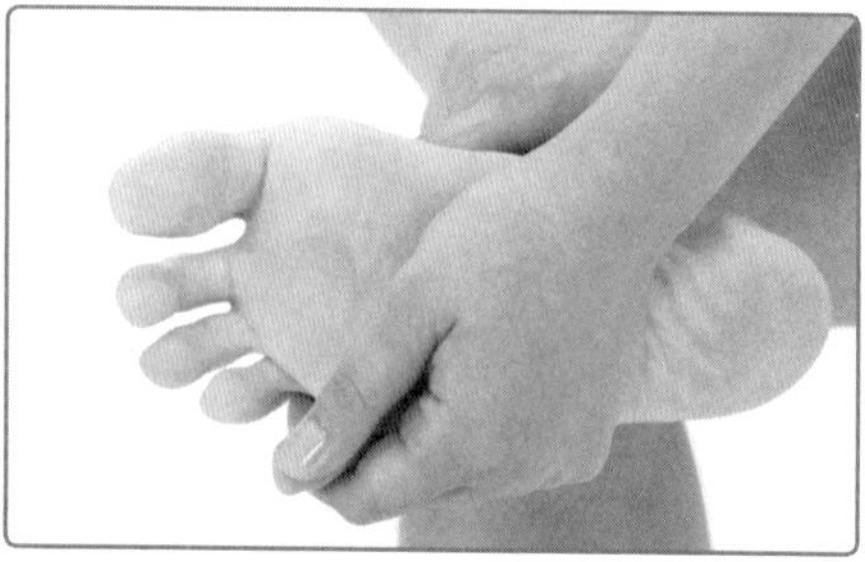

3 次に右足の人指し指、中指、薬指、小指をそれぞれ10秒ずつもんでいく。

4

次に右足の５本の指を右手で握って、足の甲のほうにそらす。

10秒間、そらしたままにする。右足の指が終わったら、次は、同様に左足もおこなう。

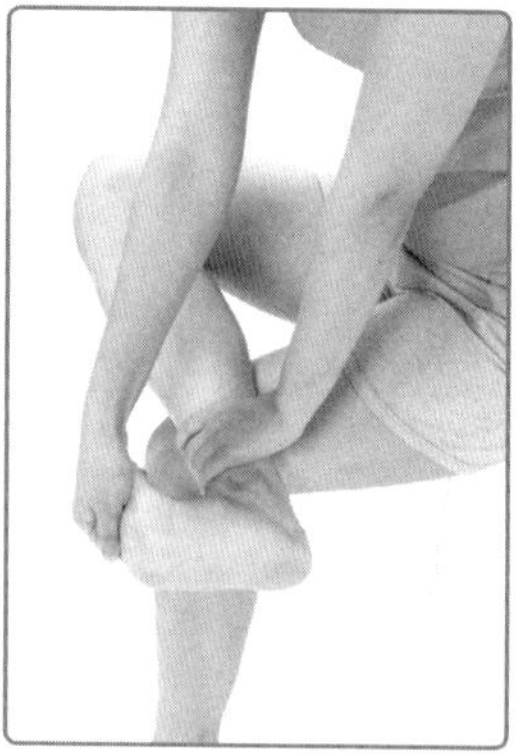

足の親指も手の親指同様、頭全体につながるツボが多くあり、足の親指を押すことは頭痛に対する即効性があります。

イメージとしては、足の親指が頭全体、足の人差し指から小指の4本が、目や鼻などの顔のパーツにあたります。したがって、足の指をもむことで、頭全体やいろいろな場所をもむことと同じ効果があるわけです。

また、頭痛や肩こりの人は歩くときに、足の指の先までちゃんと力の入っていない傾向が見られます。つまり、足の指先まで血流がしっかり届いていないのです。そこで、足の指をもむことで血流をよくする目的もあります。

そして、**頭痛や肩こりの人は冷え性に悩まされていることがよくあります。**冷え性の方は足のつま先が冷えているので、つま先を温めてあげる効果もあります。

つまり、**①足のツボを刺激。②足の筋肉の退化を防ぐ。③足先の血行をよくする**の3点の効果があります。

[⑤耳たぶをもむ]

頭痛の場所
A（おでこ・顔面全体）／C（目の奥）／
D（側頭部）／E（後頭部）

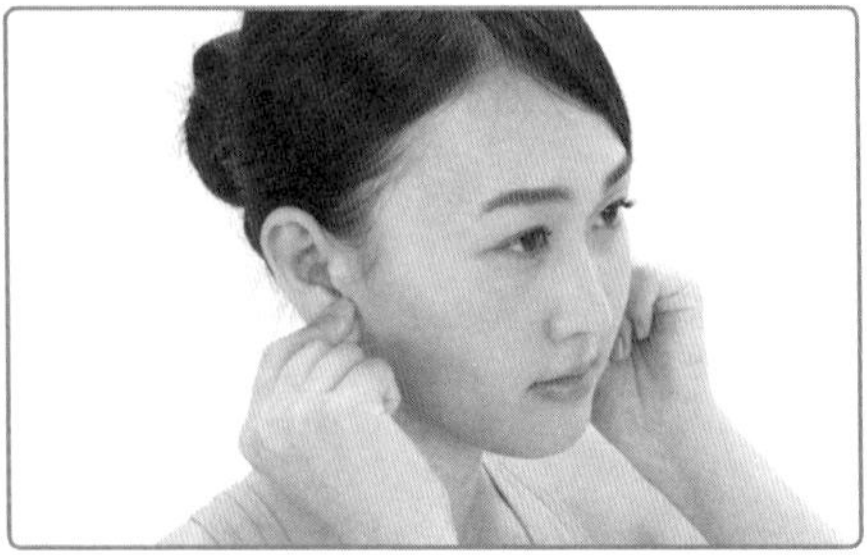

1 **左右の耳たぶを親指と人差し指でつまむ。**

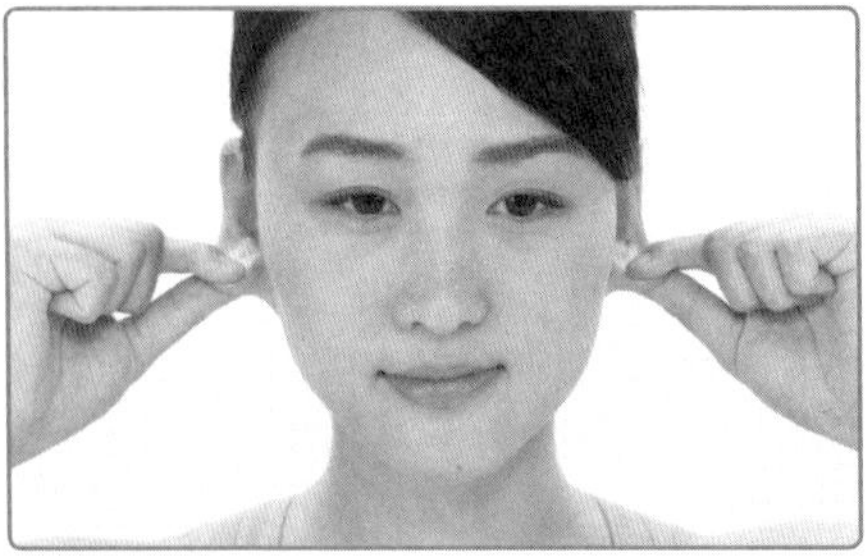

2 **左右の耳たぶをもんだり、ねじったり、ひっぱったりをくり返す。**

1分間マッサージする。

耳たぶと頭の関係

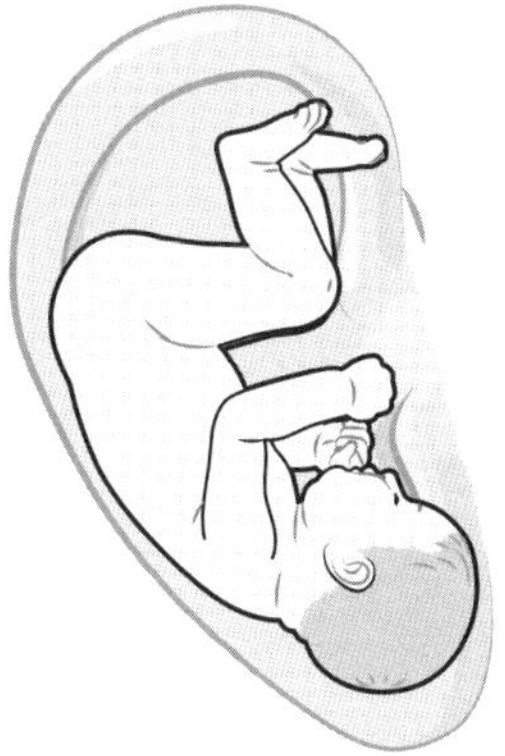

耳たぶをもむときは、ちょっと痛く感じるくらいの力を入れます。頭痛持ちの人は、はじめはとくに痛く感じるでしょうが、我慢してマッサージしてみてください。

耳は赤ちゃんが逆さに丸まっている形をしています。東洋医学では、耳たぶをもむことは頭をもんでいることと同じ効果があると言われています。しかも**耳は脳に近い場所にあるので、即効性が期待できます。**

また、側頭部の筋肉は耳にも直接、もしくは間接的に付着しています。そのために、耳たぶをもむことで側頭部の筋肉にもアプローチできます。

[⑥肩甲骨をまわす]

頭痛の場所
A（おでこ・顔面全体）／B（頭のてっぺん）／
D（側頭部）／E（後頭部）

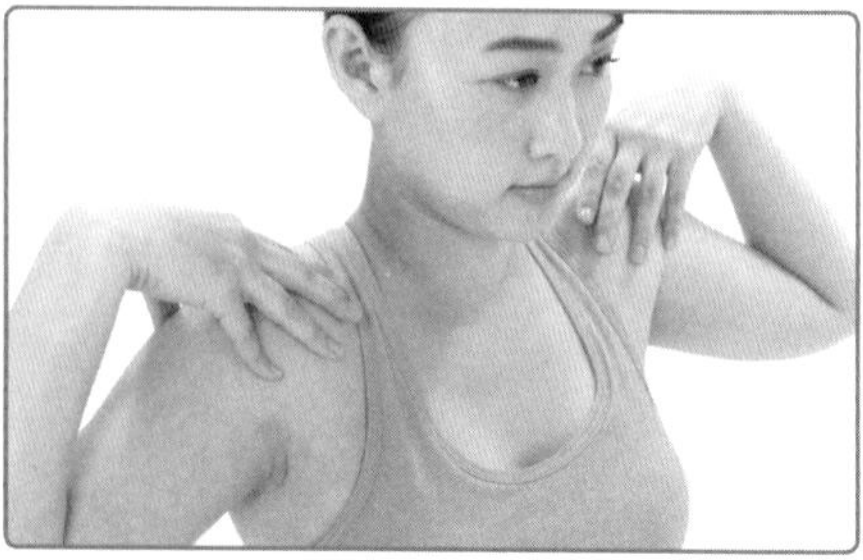

**1　左右の5本の指を立て、
写真のようにあてる。**

指をあてたまま、肩が動くように腕を前まわりに10回まわす。次に、同じ姿勢で後ろまわりに10回まわす。

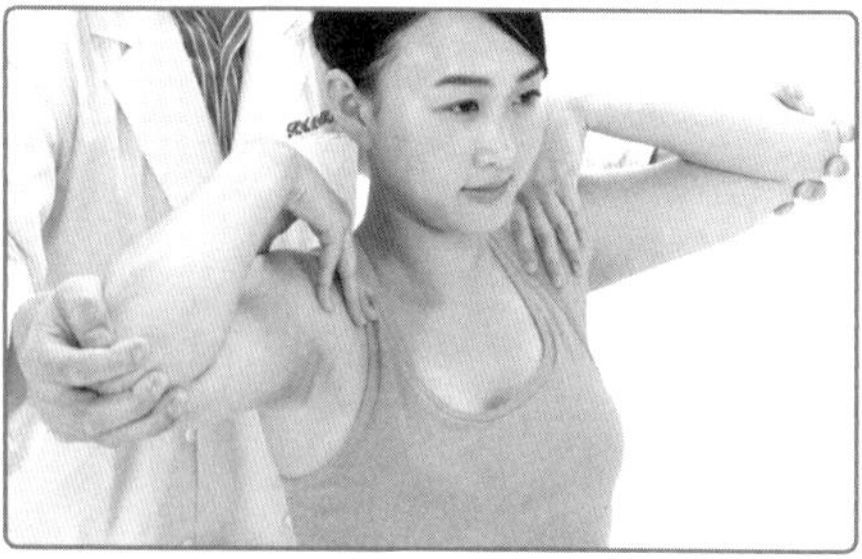

この体操は、人にやったもらったほうが効果がアップします。

肩甲骨をまわすことで肩がほぐれ、頭痛の解消につながります。

この体操は、人にやってもらったほうが効果がアップしますので、可能であれば人に両ひじを持ってまわしてもらいましょう。

自分でおこなうと、痛いためにあまり大きくまわすことができませんが、人にやってもらうとより大きく肩をまわすことができるのです。

ただし、あまり力を入れすぎて無理をしないように注意してください。

肩甲骨のまわりがほぐれると、背中の筋肉がゆるみます。肩甲骨は肋骨の上にあります。実は肩甲骨のまわりがほぐれることで、背中の筋肉、つまり背中の肋骨のまわりの筋肉もほぐれます。

呼吸をするとき、肋骨が上下に動いています。指で肋骨を触ってみるとわかると思います。肋骨まわりの筋肉がゆるむと上下に動きやすくなり、呼吸がスムーズになるのです。**呼吸がスムーズになると、自律神経が整います。**

なお、背中には褐色脂肪細胞という脂肪を燃焼してくれる細胞が多くあります。背中の筋肉がほぐれるとその褐色脂肪細胞が活性化され、太りにくくなります。

[⑦喉を冷やす]

頭痛の場所
A（おでこ・顔面全体）／B（頭のてっぺん）／
E（後頭部）／F（頭全体）

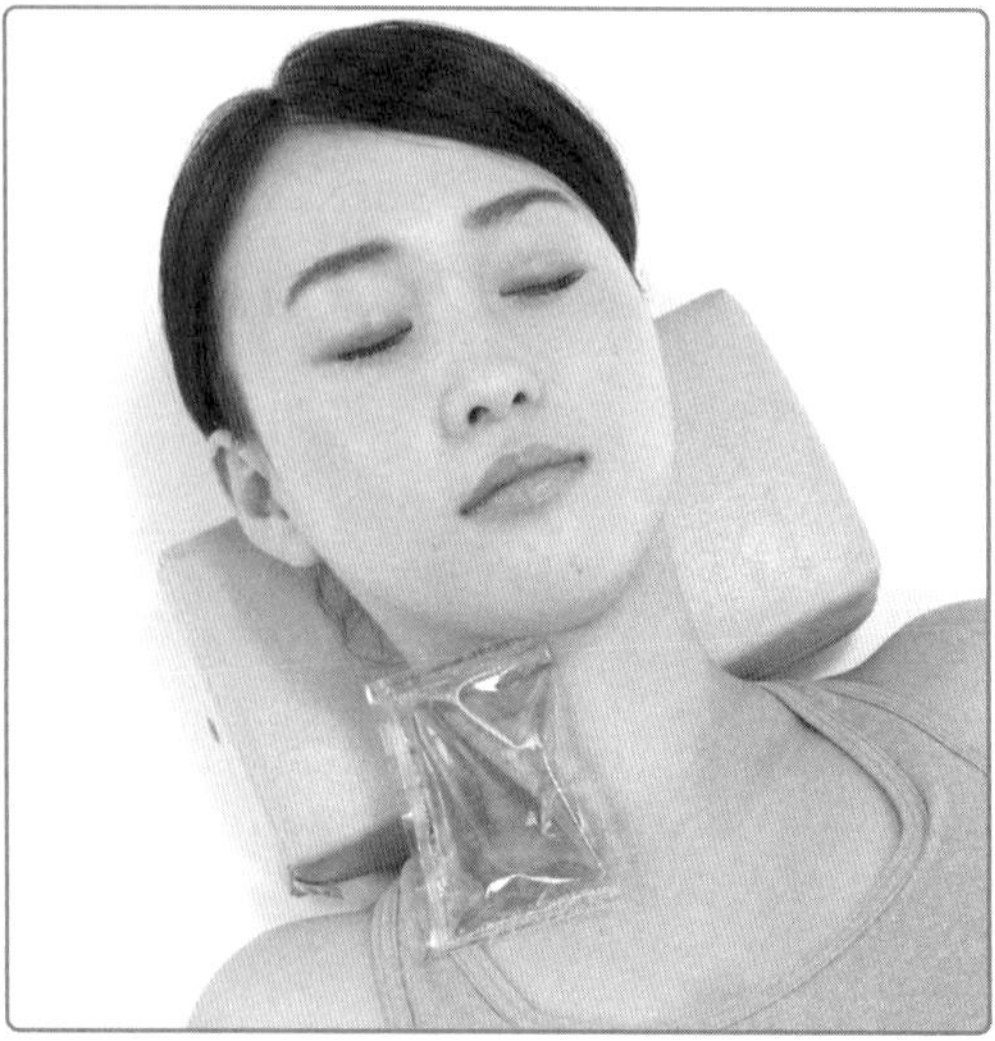

1 **星状神経節に保冷剤をあてて、1分間冷やす。**

保冷剤がないときは、氷水をビニール袋に入れて、代用してもOK。

2 **左右それぞれ1分間ずつ冷やす。**

左右同時は、やめてください。

「星状神経節」の場所

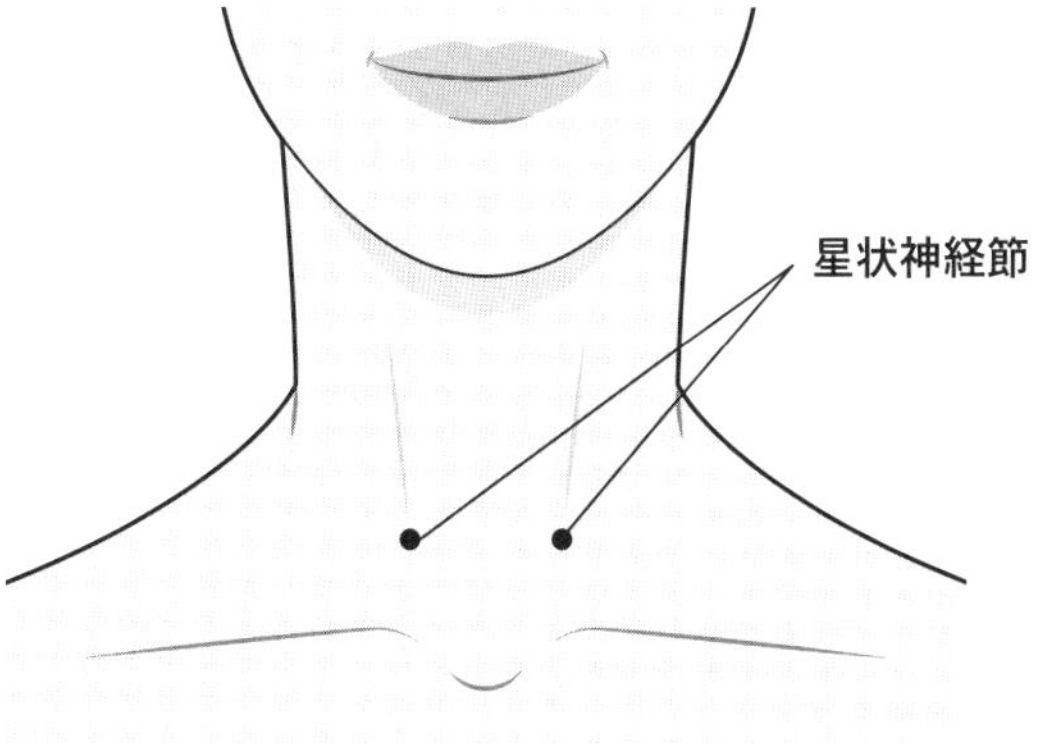

喉には星《せい》状《じょう》神《しん》経《けい》節《せつ》という太い神経の束が通っています。**この星状神経節を刺激することで、交感神経の働きが抑えられ、自律神経が整ってきます。**

病院などでは、星状神経節ブロックという注射やレーザーによる治療法がありますが、それと同じ効果を保冷剤で冷やすことで簡単に得ることができます。

頭痛で悩んでいるほとんどの方は、自律神経のバランスが乱れています。つまり、交感神経が優位になっているのです。交感神経が優位だと、痛みに敏感になるし、血液量も抑えられてしまいます。そこで交感神経を抑える必要があります。

[⑧おでこを冷やす]

頭痛の場所
A（おでこ・顔面全体）／B（頭のてっぺん）／
C（目の奥）／D（側頭部）／F（頭全体）

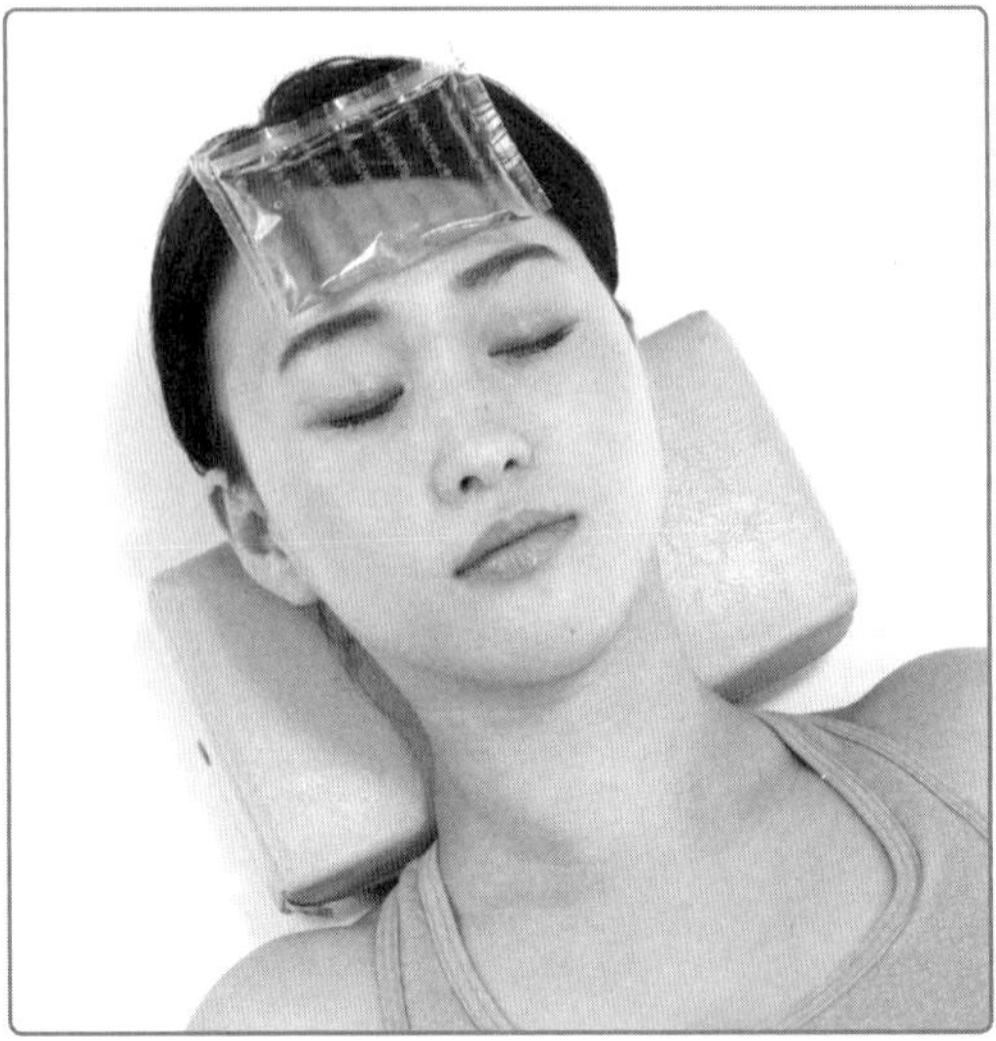

1 **目をつぶり、おでこを**
保冷剤で1分間冷やす。

氷を詰めた氷のうでもOK。

おでこを冷やすと、頭の前方部にある前頭葉の血流がアップします。腰痛やうつ病の人の7割には、前頭葉の血流不足の症状が見られるといわれています。また、おでこは筋肉が薄く骨と近いので、効果がすぐにあらわれます。

いまではおでこに密着する便利な保冷剤も市販されています。中でもコンニャクのようにやわらかいタイプの保冷剤がおすすめです。

本当は頭全体を冷やすことができればいいのですが、頭皮を髪の毛がおおっているため、なかなかむずかしいので、冷水で顔を洗うのと同じように、簡単にできるおでこを冷やすのです。この「おでこ冷やし」は頭痛だけでなく、全身の不調を解消するのにとても効果があります。

おでこを冷やすことで、次の5つの効果が期待できます。

1　脳内（とくに前頭葉《ぜんとうよう》）の血流がよくなり、脳の働きが活性化する

2　脳脊髄液の流れがよくなり、脳、さらに全身が健康になる

3　顔への美容効果が高い

4　全身の筋肉がゆるみ、血流が改善する

5　おでこにたくさんある「目のツボ」を、一気に刺激できる

おでこを冷やすと血流がよくなるだけでなく、筋肉を覆う膜（筋膜）もほぐれ、全身の筋肉がやわらかくなり、肩こりや腰痛にも効果があります。それだけでなく、筋肉がやわらかくなると代謝がアップし、太りにくくなります。

また、**頭皮の筋肉がほぐれると頭蓋骨が動きやすくなり、脳脊髄液も流れやすくなります。**そのため、自律神経も整ってきます。

ただし、1分間でやめてください。それ以上冷やすと凍傷の原因になる恐れがあります。

また、おでこを冷やした直後はスポーツや入浴は避けてください。頭痛やのぼせの原因になります。

頭痛撃退法のまとめ

頭痛が起こったら、まず「指そらし」と「百会を押す」、「深呼吸」で撃退してください。

それでも、まだ痛みが残っていたら、自分の頭痛の場所に応じて「風池／天柱／太陽を押す」で対処します。

ここまでが、第1ステップとなります。

それでも痛みがある場合は、第2ステップとして以下の撃退法を、やはり自分の頭痛の場所に応じておこないます。

①側頭部のマッサージ
②顔やひじを冷水で洗う
③手のひらのマッサージ

④足の指をもむ
⑤耳たぶをもむ
⑥肩甲骨をまわす
⑦喉の脇を冷やす
⑧おでこを冷やす

実は、ここまで紹介した撃退法は頭痛があるときだけにおこなうのではなく、日頃から取り入れることで頭痛に負けない体をつくることにつながります。

簡単にできることばかりなので、朝起きたときや夜寝る前など、ちょっとした時間におこなってください。

中には、電車で座っているときや仕事の休憩時間にできるものもあります。

頭が痛くなったら、すぐに薬を飲むのではなく、この本で紹介する撃退法をぜひ試してみてください。

第4章

頭痛になりにくい体づくり

頭痛になりにくい体をつくる運動

第3章で紹介した頭痛撃退法を日頃から実践することで、頭痛に負けない体をつくることができます。頭痛に悩まされる回数は減ってくるはずです。

ただし、それだけでは「頭痛になりにくい体」になるには、まだ不十分です。そこでこの章では、頭痛が起こらなくなるよう、根本的に体質を改善していく方法を紹介していきます。

頭痛になりやすい体とは、第1章でも話をしましたが、血行不良、自律神経が乱れている、毒を体内に溜めている、この3つの原因がある方です。ですので、頭痛になりにくい体をつくるには、3つの原因を改善させ、さらにこれらのバランスが崩れにくくする必要があるのです。3つの要素を考慮して改善運動を考案しました。

以下の7つの運動が、頭痛になりにくい体をつくってくれます。それぞれ1分程度でできる簡単な運動です。

1 つま先立ち運動
2 骨盤改造運動
3 太もも振り運動
4 首振り運動
5 手振り運動
6 ふくらはぎもみ運動
7 股関節ゆるめ運動

それぞれの運動を説明しましょう。

1 つま先立ち運動

とても簡単です。かかとを上げて、つま先で立つだけです。

ただし、慣れないと体がフラフラしてつま先で立っていられないかもしれません。慣れるまでは、どちらかの手をイスや壁について体を安定させてください（手をつく側の腕は、しっかり伸ばしてください）。

このつま先立ち運動をおこなうと、全身の骨格が整います。骨格がゆがんでいると血流も悪くなり、自律神経も乱れがちになります。**つま先立ちで骨格や自律神経も整え、血流をよくして、頭痛の原因を取り除いていきます。**

また、軽度の外反母趾《がいはんぼし》や扁平足《へんぺいそく》の改善にも効果があります。

普段歩くとき、かかとのほうに重心があり、つま先が浮くような感じになっている人がいます。このような歩き方では体のバランスが悪くなります。

歩くときは足の裏全体を地面につけ、つま先にも力を入れて歩くようにしてください。

このつま先立ち運動により、足の親指から小指まで、指先にもしっかり力が入る

[1つま先立ち運動]

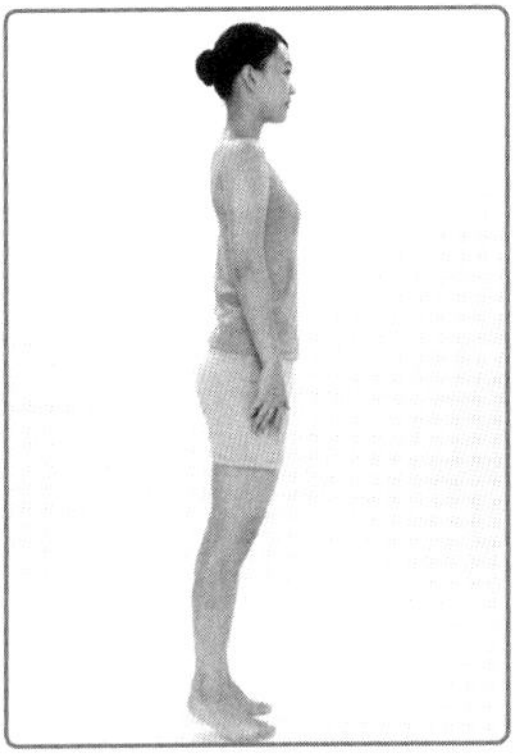

1

かかとをつけて、真っすぐ立ってください。

足を肩幅まで広げる。

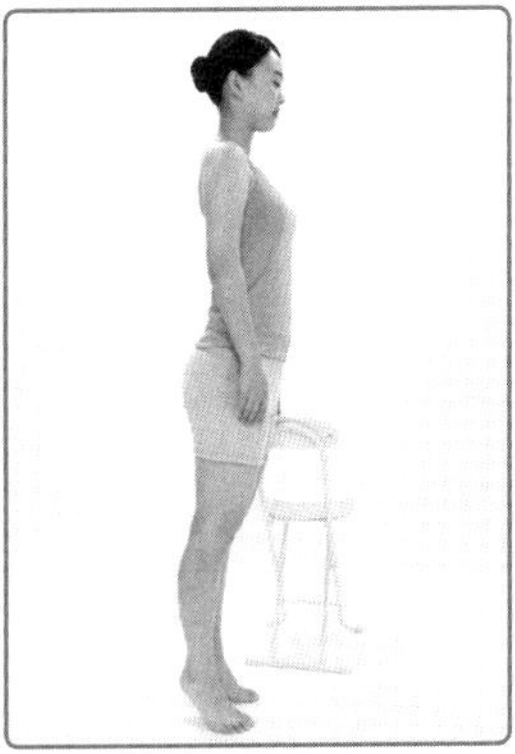

2

両足のかかとを上げて、つま先で1分間立つ。

体がふらつくときは、イスや壁に手をついて体を支える。

ようになります。

さらに効果的な運動法として、目をつぶって1分間つま先立ち運動をしてみましょう。また、頭痛を改善する歩き方の基礎を身につけることができます。

頭痛改善の歩き方は、足の裏がかかとから地面につき、体の重心がかかとから親指の先に抜けていくのを意識することがポイントになります（頭痛改善の歩き方は140ページ参照）。

2 骨盤改善運動

これも全身の骨格、とくに下半身や骨盤が整えられますので、血流と神経の流れがよくなります。

また、骨盤を動かすことで腸も動きます。**そのため腸の働きもよくなり、体から毒を排泄する力（排毒作用）がアップします。**

頭痛の方は首や肩がこりますが、骨格でいうならば首の肩まわりの骨がゆがんでいる状態です。首の骨がゆがむと首や肩もこります。首、肩まわりの筋肉をゆるめ

[2 骨盤改善運動]

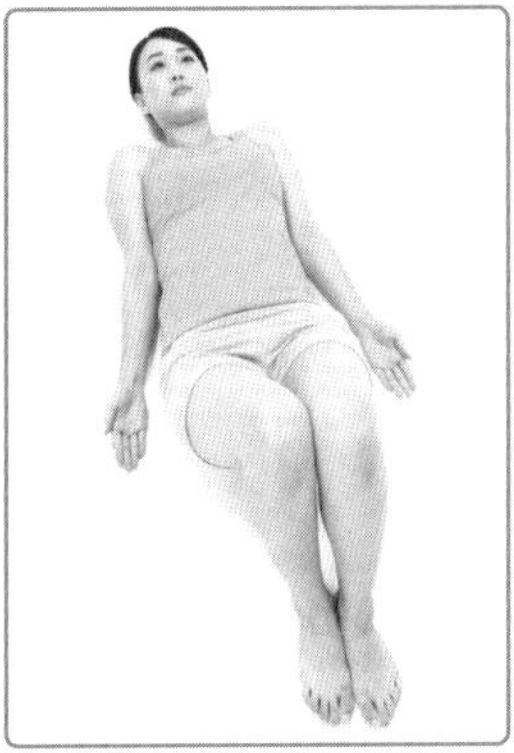

1

ひざを曲げて、あおむけに寝る。

そのとき、ひじをのばして手の平を上に向ける。

2

ひざを右手側に倒して、床につける。

次に左手側にひざを倒す。右・左を5回くり返す。左右どちらか、ひざを倒しにくいほうがある場合は、そちら側だけ、もう2回おこなう。

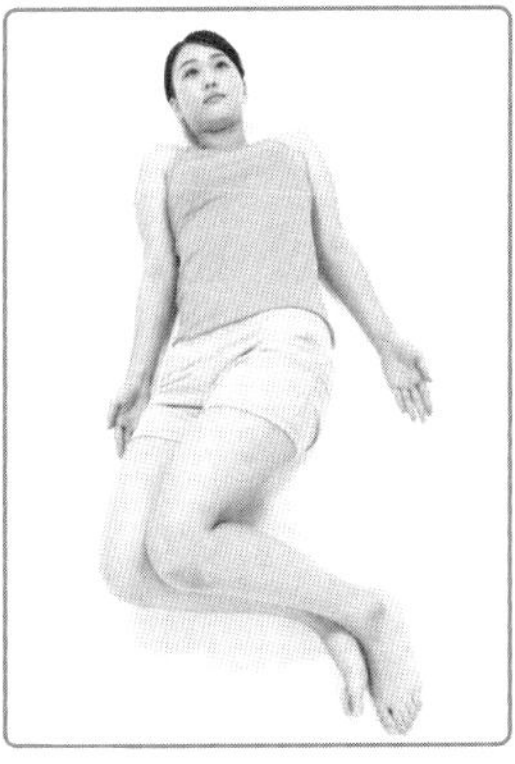

て骨のゆがみを改善させることも大事ですが、その下にある首、肩の骨盤もゆがんでいる方も多いので、骨盤のゆがみの改善も必要です。

実際、頭痛持ちの方の多くは腰痛持ちでもあるのです。そのような方は、背骨の土台である骨盤から整える必要があります。

家にたとえるなら、骨盤は基礎になります。そして、首、肩の骨は2階の柱です。基礎がしっかりしていないと、家も傾きます。しかもその傾きは、階が上のほうが大きくなります。

骨盤が整うと、脳脊髄液の流れもよくなります。脳脊髄液の流れがよくなると自律神経も整います。脳脊髄液は、上の脳から下は骨盤まで流れています。骨盤のゆがみを改善することで脳脊髄液の流れもよくなり、頭痛はもちろんのこと腰痛もおさまってきます。

3 太もも振り運動

この運動は股関節をやわらかくし、下肢の血流をよくする効果があります。**下肢《かし》**

の血流がよくなれば、全身の血流もよくなります。

股関節は骨盤のとなりにあり、骨盤と股関節をまたいでいる筋肉も複数あります。股関節をほぐすことは、骨盤のまわりにある筋肉をほぐすことでもあり、結果的に骨盤のゆがみの改善につながります。2の骨盤改善運動（122ページ）と同様に、骨盤のゆがみが改善でき、首、肩、腰のこりが解消できます。また、脳脊髄液の流れもよくなり、自律神経も整います。

さらに効果的な運動法として、ひざを自分の正面で伸ばして時計まわり、反時計まわりにまわしてみましょう。それぞれ5回ずつおこなってみてください。

[3 太もも振り運動]

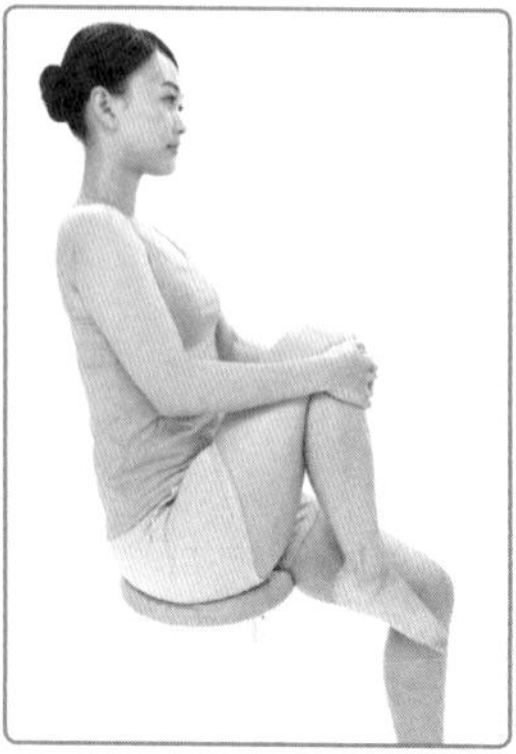

1

イスに座って、右ひざを床から浮かす。

写真のように両手でひざを抱えるように持つ。

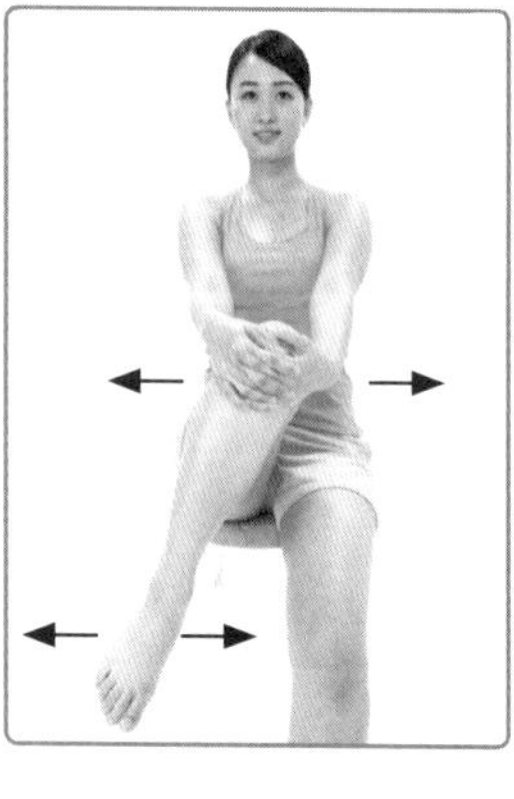

2

両腕の力で、ひざを1分間、左右に振る。

このとき足の力は抜き、腕の力だけで足が自然に振られるようにする。
次は足を替え、左ひざを両手で抱えて、1分間同様に左右に振る。

4 首振り運動

この運動は首だけを動かすことにポイントがあります。腰に手をあてることで、上半身が固定され、首だけを動かしやすくなります。

この運動により首の可動域が広がります。それが、首のこりの解消につながります。もちろん自律神経が整い、血流もよくなります。

首は脳に近い場所にあり、大事な神経も多く通っています。

やはり頭痛の多くの原因は首と肩のこりが原因といっても過言ではないほど、首や肩のこりが関係しています。その中でも、いちばん重要な場所は首です。

この運動は、湯上がりにおこなうとより効果的です。

ただし、注意してほしいのは、頭痛がひどいときや長風呂でのぼせてしまったときなどは控えてください。

[④首振り運動]

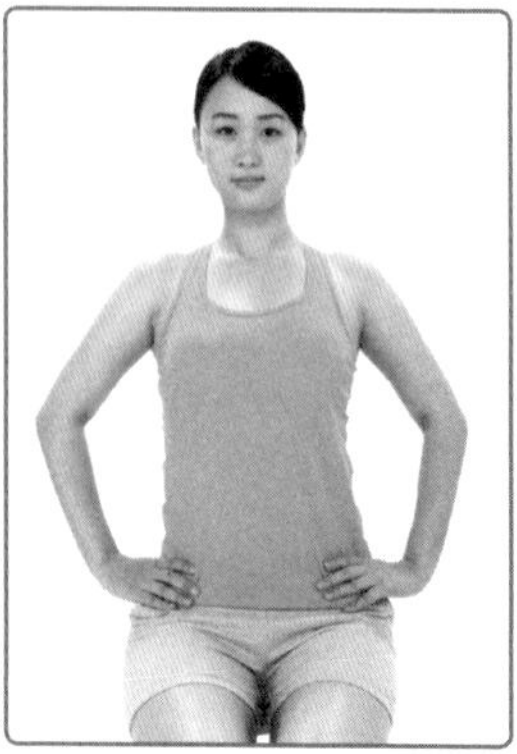

1

腰に手をあてて、背筋を伸ばす。

立った姿勢でも、イスに座っていてもＯＫ。

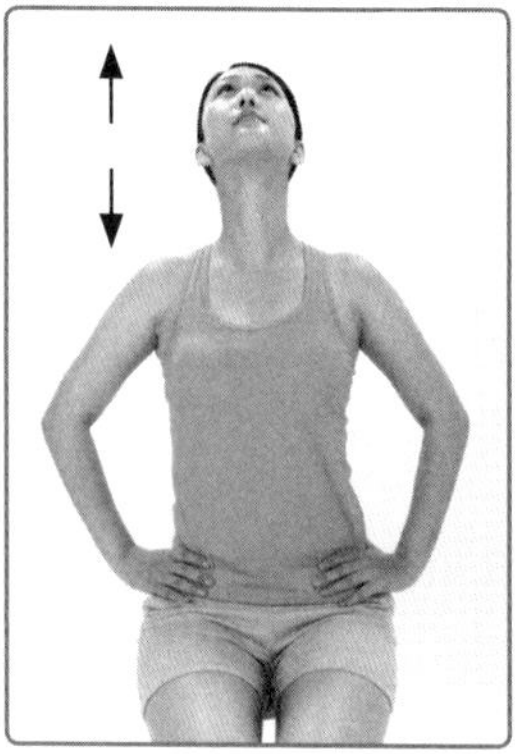

2

その姿勢で、首を前に倒し、次に後ろに倒す。

次に首を右側に倒す。さらに左側に倒す。

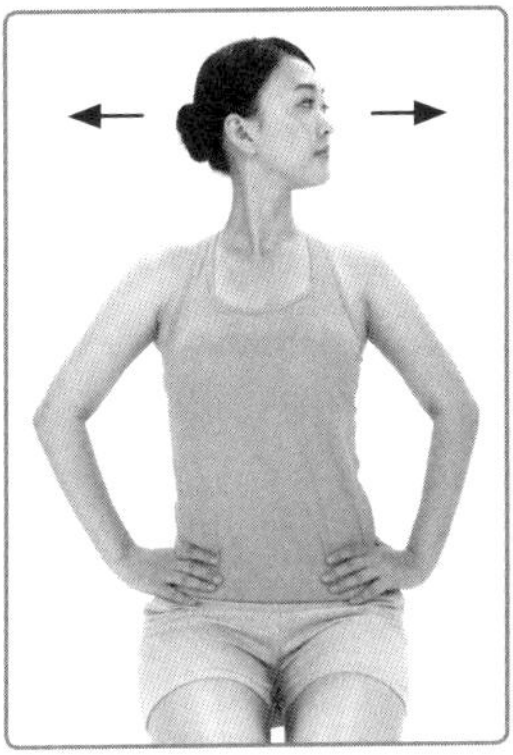

3

次に右側を振り向いた後、さらに左側を振り向く。

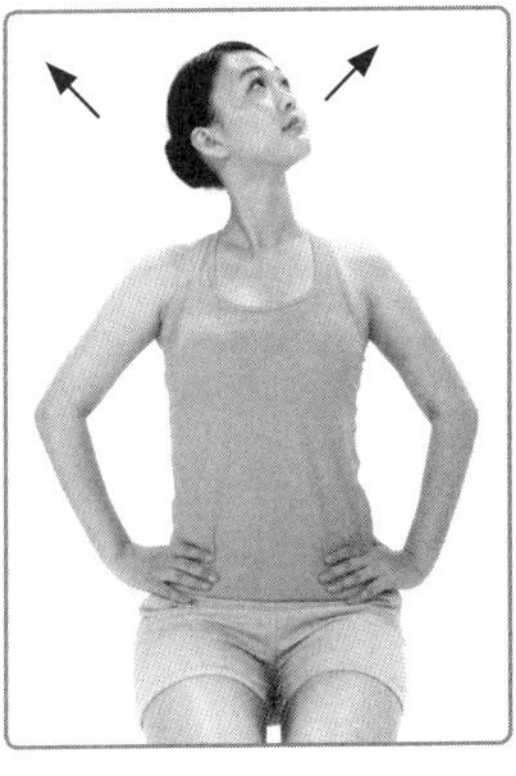

4

次に右斜め上を見る。さらに左斜め上を見る。

動きにくい動作があった場合は、その動きをもう2回おこなう。

5 手振り運動

この運動も先ほどの⑥肩甲骨をまわす（108ページ）と同じで肩甲骨の周辺がほぐれ、肩のこりが改善されます。

肩甲骨には、首や肩にまでつながっている筋肉が約20本ほど付着しています。先に紹介した肩甲骨まわしでもそれらの筋肉はほぐれますが、おもに肩甲骨の上のほうの筋肉がほぐれます。この手振り運動は、おもに肩甲骨の下の部分にある筋肉をほぐしてくれるのです。

さらに効果的な運動法として組んだ手を左右に振るとき、首も振ってみましょう。そのとき、振る手と逆側に首を振ってみてください。首から背中の筋肉を伸ばします。

背中の筋肉もほぐれて呼吸がしやすくなります。頭痛持ちの方は、無意識のうちに呼吸が浅くなりがちです。背中の筋肉が硬いと肋骨まわりの筋肉も硬くなり、呼吸が浅くなってしまうのです。

呼吸が深くなることにより、自律神経が整います。

[5 手振り運動]

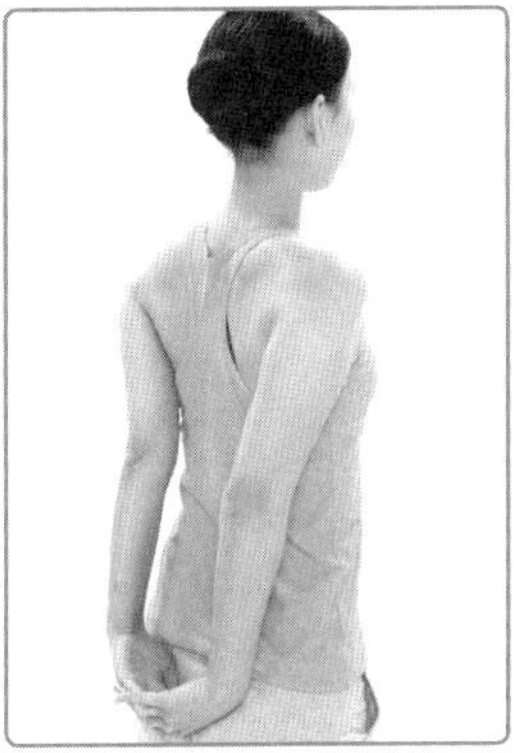

1

手のひらを上にして、背中の後ろで両手を組む。

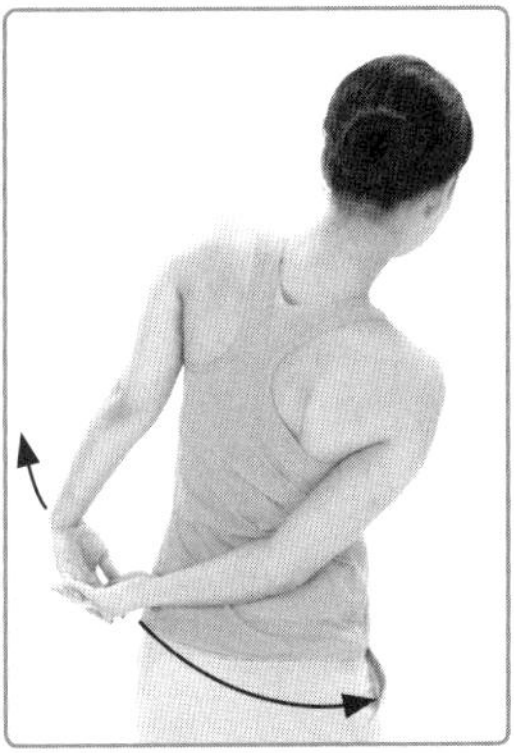

2

組んだ手を右・左に振る。

右・左の動きを1セットとして、10回おこなう。

6 ふくらはぎもみ運動

ふくらはぎには、図で記したように**頭痛を改善するツボが多くあります。**

足のすねの横を手の親指で押しながら、動かしていきます。

親指で押す場所は、すねの正面にある骨（硬い部分）の両脇です。まず内側を下から上に指を少しずつ動かしながら、押すようにもんでいきます。次に、外側を上から下に同じように押しながらもんでください。

このふくらはぎもみ運動は、東洋医学の「気の流れ」の考え方を取り入れています。

東洋医学では、気の通り道を「経絡《けいらく》」と呼びます。この経絡は全身に張りめぐらされているのですが、首から足の外側を通って足の指先まで「胆経《たんけい》」（胆のうを中心とした経路）という経絡が流れています。また、胸から足の内側を通ってかかとまで「腎経《じんけい》」（腎臓を中心とした経路）という経絡が流れています。

「胆・肝経」といわれているほど、胆のうと肝臓は密接に関連しています。「肝経」（肝臓を中心とした経路）が乱れると自律神経が乱れ、頭痛の原因にもなります。

「胆経」「腎経」の流れ

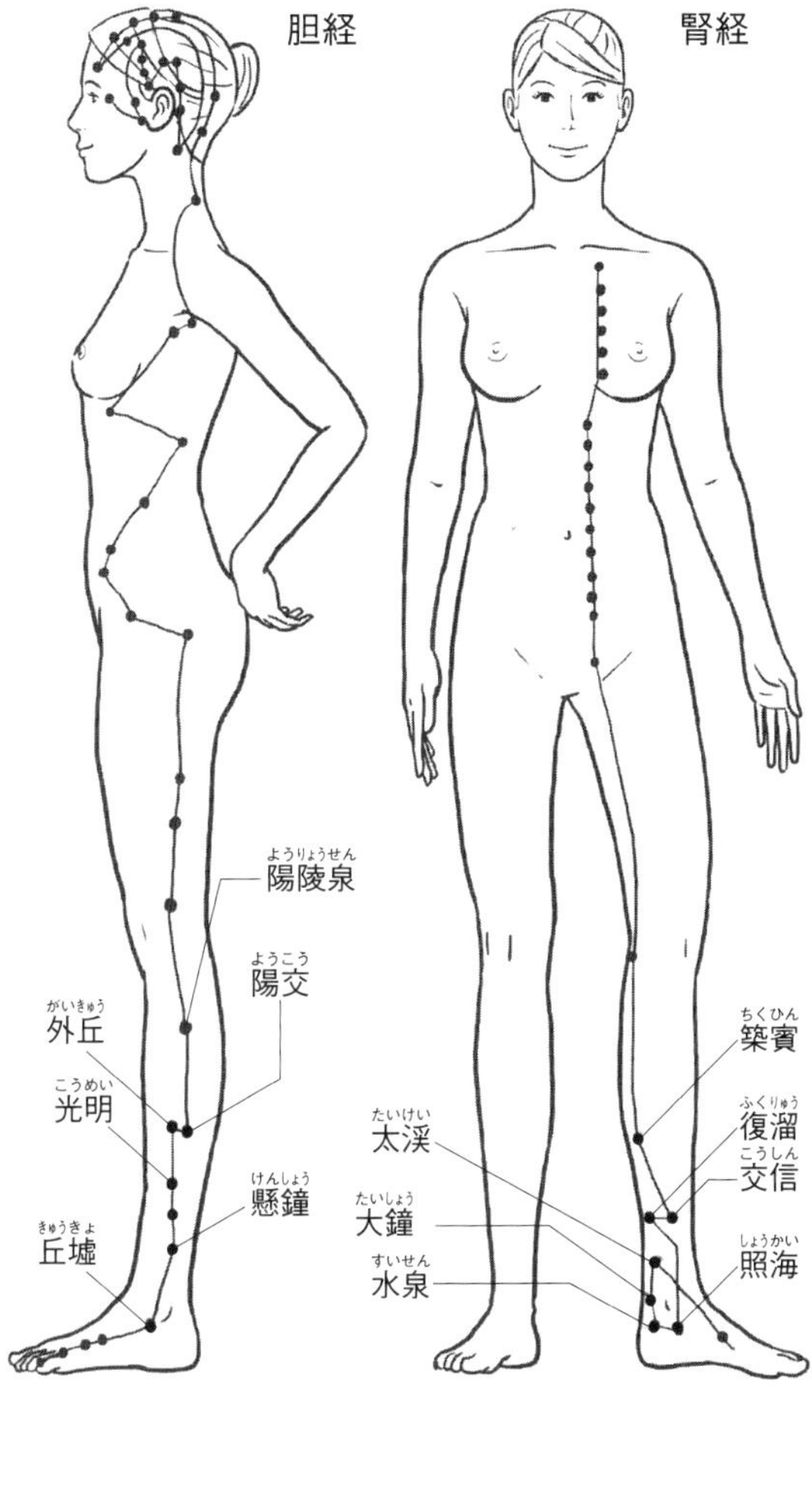
胆経
腎経
陽陵泉《ようりょうせん》
陽交《ようこう》
外丘《がいきゅう》
光明《こうめい》
懸鐘《けんしょう》
丘墟《きゅうきょ》
築賓《ちくひん》
復溜《ふくりゅう》
交信《こうしん》
太渓《たいけい》
大鐘《たいしょう》
照海《しょうかい》
水泉《すいせん》

[6 ふくらはぎもみ運動]

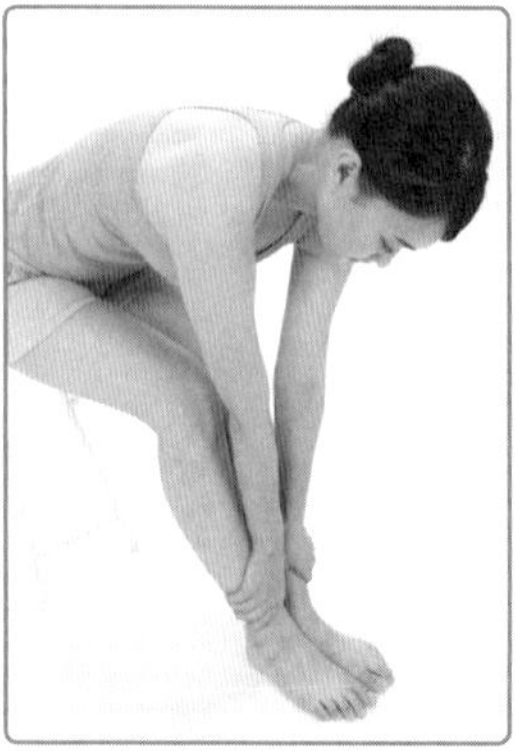

1

両足のふくらはぎの下の部分に、両手の親指を足の内側にあて、両手人差し指・中指・薬指・小指で写真のようににぎる。

2

左右の親指で足の内側を押すようにもんでいく。

押す場所をふくらはぎの下の部分から少しずつ上げていき、ひざの下の部分まで押しながらもんでいく。人差し指・中指・薬指・小指は足にあてるだけで力は入れない。

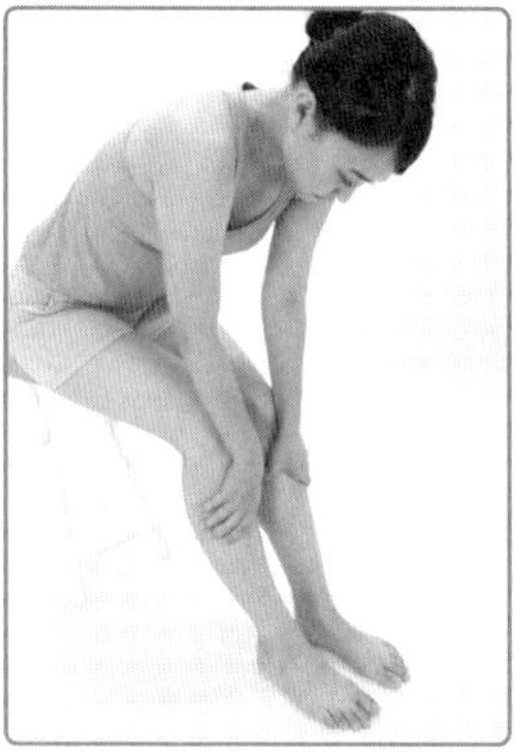

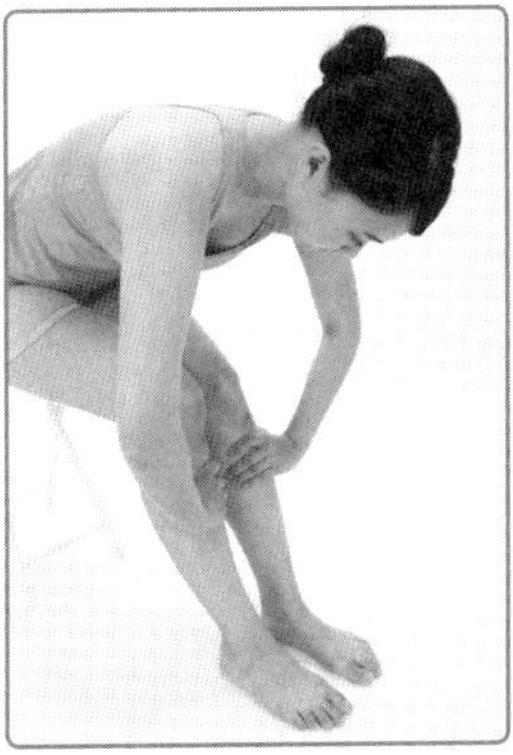

3

ひざの下の部分までもんだら、両手の親指を足の外側にあて、両手人差し指・中指・薬指・小指で写真のようににぎる。

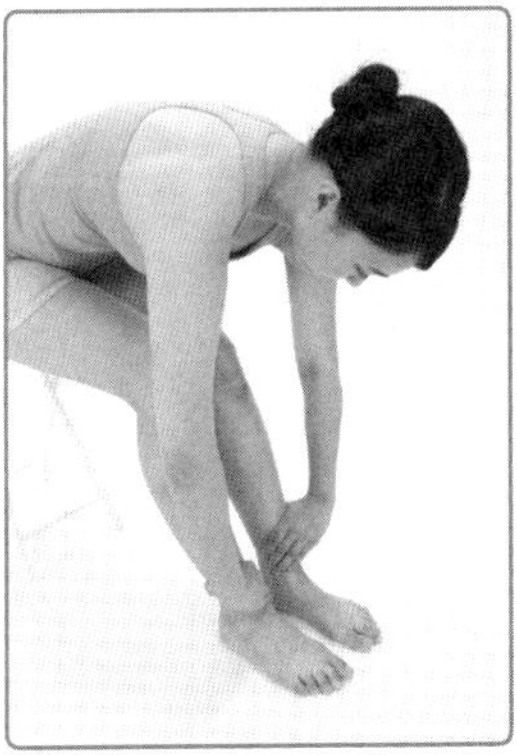

4

左右の親指で足の外側を押すようにもんでいく。

押す場所を少しずつ下げていき、ふくらはぎの下の部分まで押しながらもんでいく。人差し指・中指・薬指・小指は足にあてるだけで力は入れない。

しかし、胆経が整うと肝経も整えることができるのです。

腎経は、血液やリンパの流れを司《つかさど》っています。そのため腎経が乱れると、血流の流れが悪くなり頭痛になります。

そこで、このふくらはぎもみ運動により胆経（肝経）と腎経を整えることで、頭痛撃退の効果が期待できます。

また、頭痛持ちの方の多くは、冷え性にも悩まされています。**冷え性の原因は下半身の血流不足にあります。**下半身の血流をよくすることにも、このふくらはぎもみ運動は効果があります。

頭痛のときだけなく、日頃からふくらはぎをもむ習慣をつけていると、冷え性対策にもなり、体の不調が解消されます。

7 股関節ゆるめ運動

この運動により股関節をゆるめることで骨格のゆがみも整い、腰痛防止にもなります。

また、骨盤にある仙腸《せんちょう》関節の不具合は腰痛の原因にもなります。仙腸関節とは、骨盤を形成する関節のひとつで、尾てい骨《び》にあります。この運動では、先ほどの③太もも振り運動（124ページ）のようにゆるめるだけではなく、仙腸関節までアプローチできます。**仙腸関節が整うことで、脳脊髄液がちゃんと流れるようになり、自律神経も整います。**

頭痛持ちの多くは腰痛も持っています。ここで紹介した運動は骨盤を整えてくれるので、腰痛防止にも効果があります。

より効果的な運動法として、ひざを伸ばして前と後ろにまわしてみましょう。実際におこなってみるとわかりますが、ひざを曲げたときとは別の股関節の筋肉が刺激されて、股関節全体の筋肉をほぐすことができます。

[7 股関節ゆるめ運動]

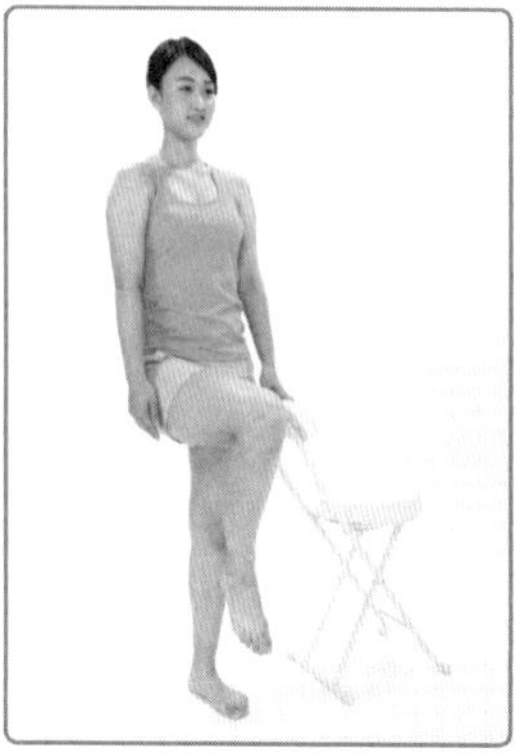

STEP 1

左手でイスをつかみ、右ひざを曲げて、右足をうかせる。

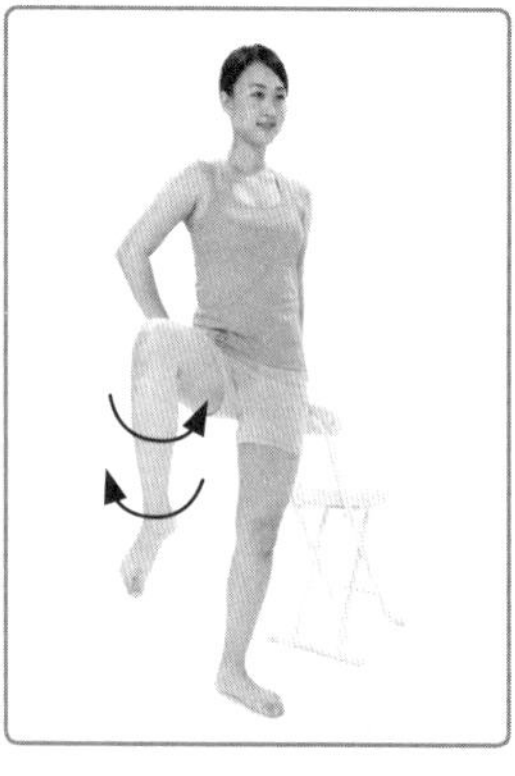

STEP 2

右足の太もものつけ根を起点に、右足を前に10回まわす。

次は同じように、右足を後ろに10回まわす。今度は、左足を同じようにおこなう。

1～7の運動を全部おこなっても10分もかかりません。時間を問わず、1日に1回おこなうようにしてみてください。

全部をおこなう時間がなければ、そのときにできるものをいくつかだけでも構いません。毎日おこなうことを習慣にすることで、頭痛知らずの体をつくることができます。1カ月くらいは毎日、この運動をおこなってください。結果、頭痛に悩まされることが少なくなります。

ただし、その後運動をやめてしまうと、また股関節が硬くなってしまい、腰痛など体の不調を引き起こす恐れがあります。ときどきでもいいので、運動をおこなうことを習慣にしてください（できれば毎日おこなうほうが望ましいです）。

また、靴の裏の減り方がかかとばかりが減って、つま先のほうがあまり減らない方は、靴の裏全体が減るようになるまで、1のつま先立ち運動を続けてみてください。正しい歩き方が身につくようになります。

とくに扁平足《へんぺいそく》や外反母趾《がいはんぼし》の方には、このつま先立ち運動を半年から1年続けることをおすすめします。

頭痛を改善する歩き方

頭痛になりにくい体をつくるには、毎日おこなう「歩く」という動作がポイントになります。正しい歩き方を普段から心がけていれば、骨格もゆがまず、血流もアップしますし、自律神経も整いやすくなり、頭痛の悩みから解放されます。

普段から体を動かす習慣がない方も、体を動かす習慣がある方も、ますは正しい歩き方を意識してみてください。歩くことで運動不足が解消できるのですすめているわけではありません。それよりも正しい歩き方をしていただくことが大きな目的となります。

なぜなら、正しい歩き方をしていると、自然と骨盤矯正ができるからです。**つまり自分自身で、骨盤のゆがみを治せるのです。**逆に正しい歩き方をしていないと、骨格のゆがみが悪化していきます。いままで運動など、いろいろと紹介してきましたが、正しい歩き方をしないと骨格がまたゆがんでしまうからです。

正しい歩き方にはさまざまな方法がありますが、ここでは私のおすすめの頭痛改善を目的とした歩き方を紹介したいと思います。ポイントは4つです。

ひとつ目は、**かかとの中心から足の親指まで体重が移動していくように足の裏を使うことです。**かかとの外側や内側から着地しないで、しっかりと足の指先まで使いましょう。クツのかかとの減り方を見て、自分はどちらのかかとが減っているかを確認してみるといいです。かかとが外側でもなく、内側でもなく、真ん中が減るようにしましょう。

ふたつ目は、**目線を少し上に向けることです。**もちろん、目線だけでなく、首も上げてください。自分が舞台上で俳優もしくは女優だと想像して、2階席を見る感じです。

3つ目は、**胸から歩くようにして、手と足が同じ側が出るようにすることです。**

一般的な歩き方は右手左足、左手右足と交差するようにして歩いています。しかし、その歩き方だと、必ずねこ背の瞬間が生まれます。ところが、右手右足、左手左足というように同じ側の手足を前に出すとねこ背になりません。

実は江戸時代までの日本人は、このように歩いていました。この歩き方を「ナン

[頭痛改善の歩き方]

正しい歩き方を意識して歩くだけで、
頭痛はもちろんのこと、体全体が健康になります。

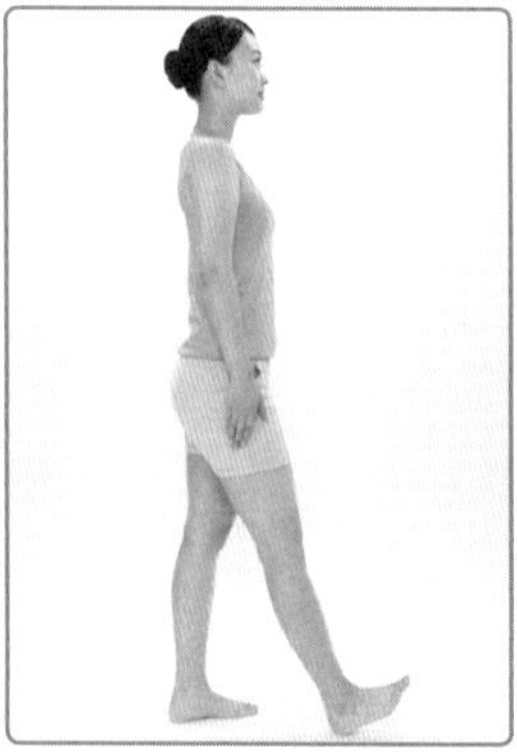

1

かかとの中心から着地して足の親指まで、体重を移動させていく。

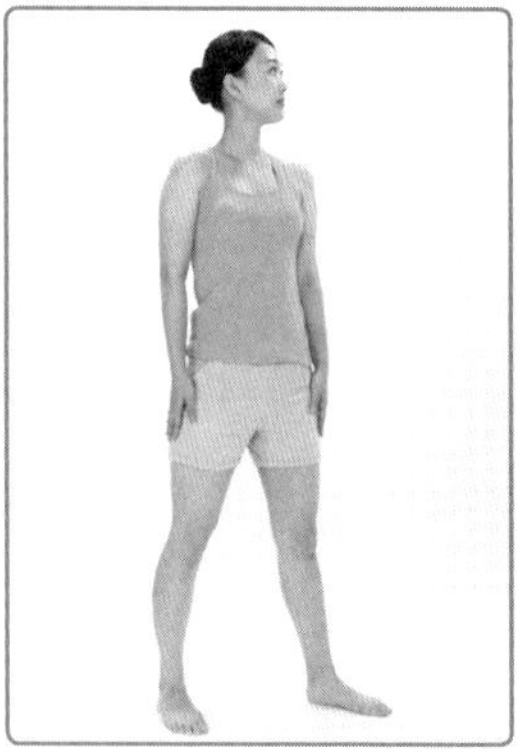

2

目線を少し上に向けます。

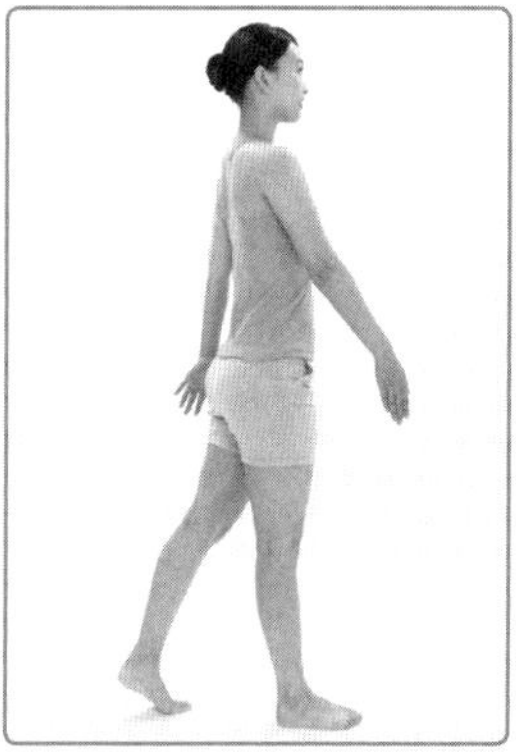

3

右手右足、左手左足というように、手と同じ側の手足を出します。

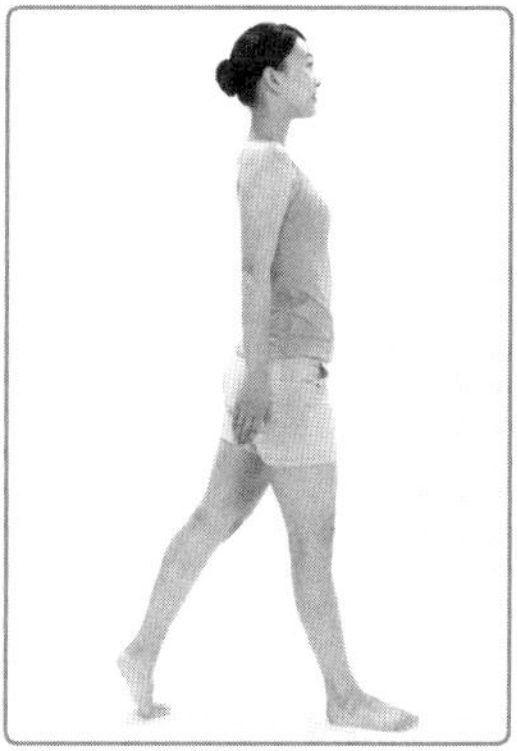

4

胸から歩くようにする。少し大股を意識する。

バ歩き」といいます。ナンバ歩きのおかげだったのか、江戸時代の日本人は1日平均3万歩を歩いていたようです。最近、このナンバ歩きがスポーツの世界でも見直されています。

このナンバ歩きのように、まずは手と足を同じ側に出して歩いてみましょう。

でも、ナンバ歩きを現代で実践しようとすると、変な歩き方をしていると、まわりの人の目が気になります。

そこで、手と足の同じ側を出すように、足と同じ側の胸を出すように歩いてみてください。

やり方としては、まずナンバ歩きをした後、手を出さずに同じ側の胸と足を一緒に出す感じです。つまり、胸から歩いていくイメージをしてください。

4つ目は、**少し大股で歩くことです。**普段歩く歩幅より少しだけ歩幅を広くして歩きましょう。姿勢もよくなりますし、内臓も刺激されます。

さらに頭痛になりにくい体をつくる改善運動をいくつか紹介しましょう。

その他の改善運動

[首こりの解消運動]

首こりの方におすすめです。

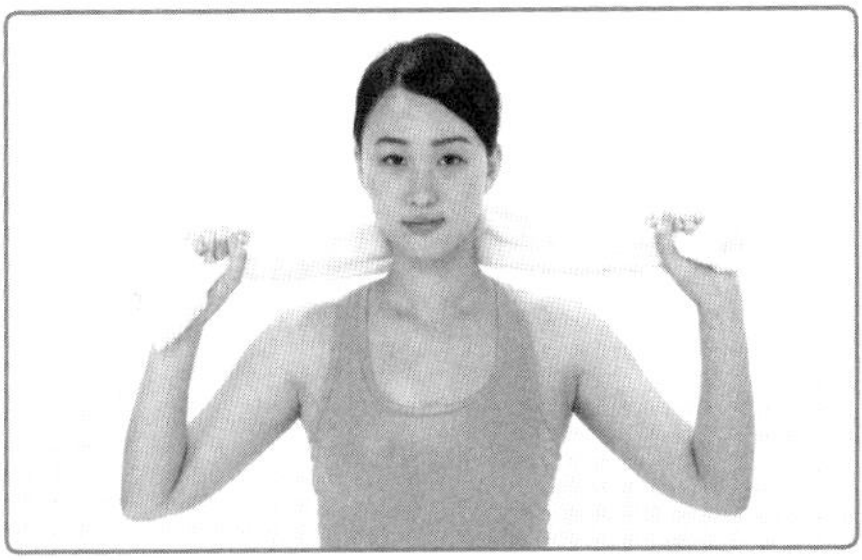

1 両手でタオルを写真のように持ちます。

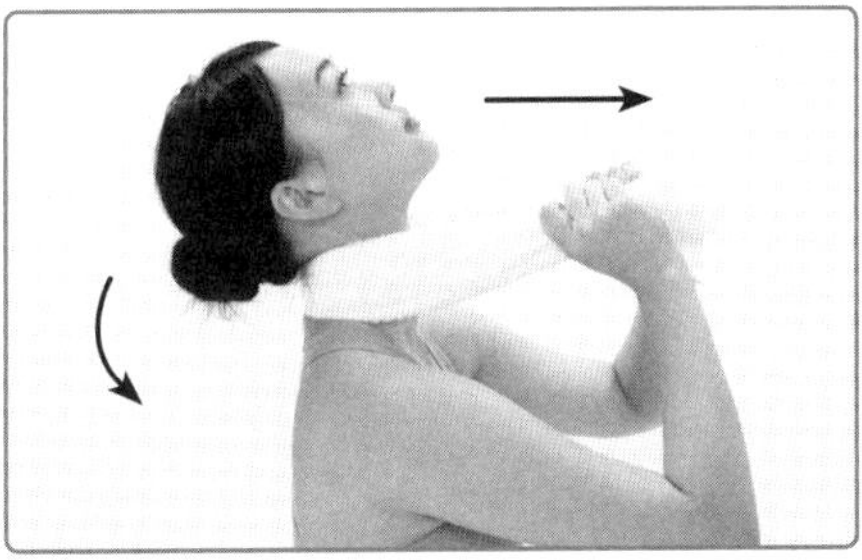

2 首を後ろに傾けます。このとき両手は軽く前に引きます。

1 2 を5〜10回くり返します。

[肩こりの解消運動]

肩こりがひどい方におすすめです。

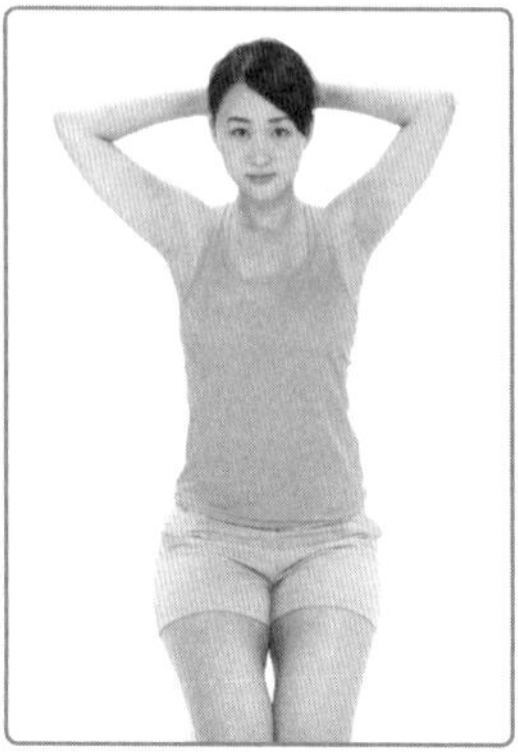

1

両手を頭の後ろで組みます。

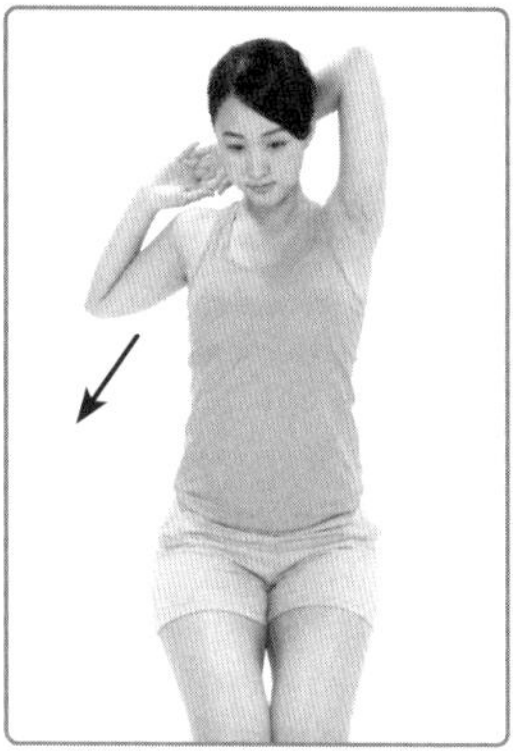

2

右ひじを下げます。次に左ひじを同様に下げます。

左右を10回ずつおこなう。

[胸と背中のストレッチ]

首こり、肩こりのつらい人におすすめです。

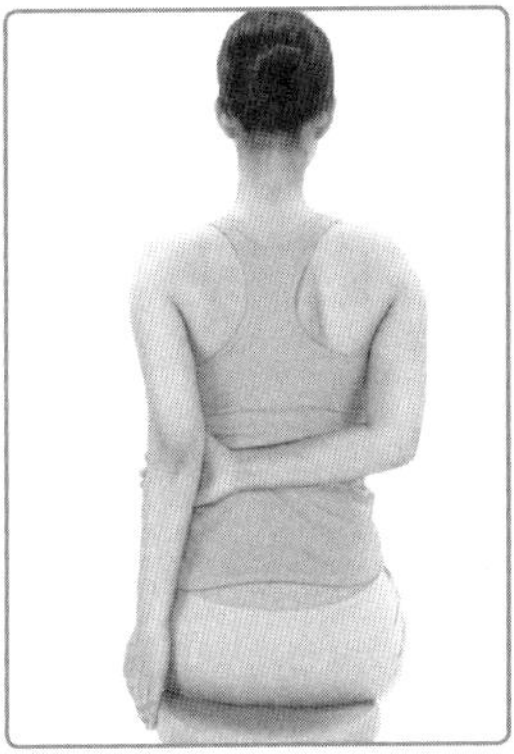

1

写真のように右手で左ひじをつかむ。

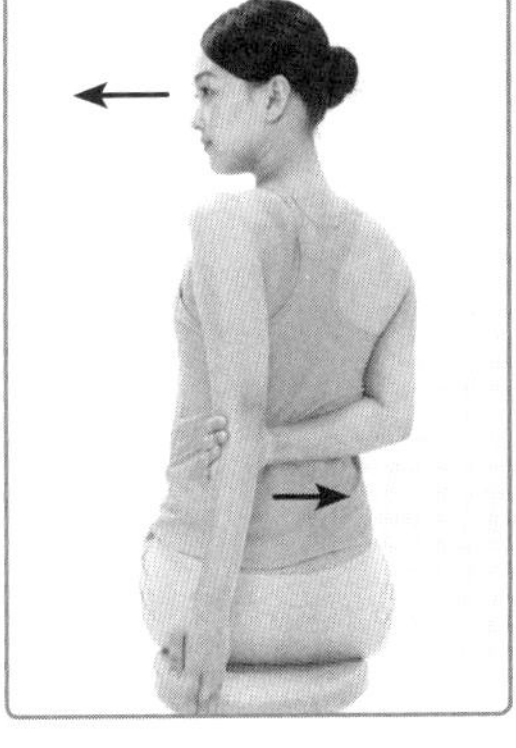

2

そのまま左を振りむく。その際に少し右手をひく。

次に腕を組みかえる。左手で右ひじをつかむ。そのまま右を振り向く。左右10回ずつおこなう。

[腰痛改善運動1]

腰痛を改善したい方におすすめ。

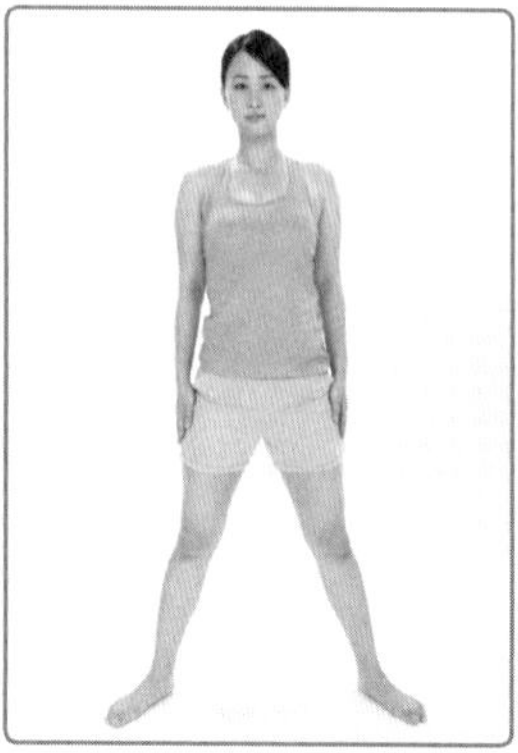

1

足を左右に大きく広げる。

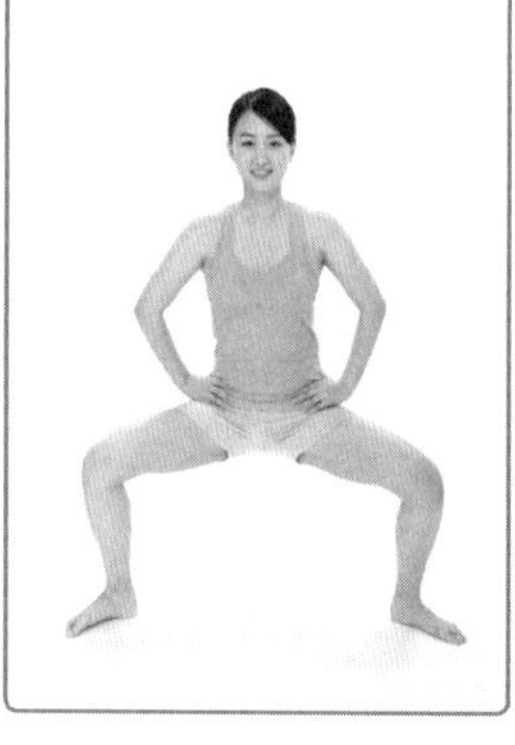

2

両手を腰にあて、股割りをする。

そのときに上半身は前後に傾けないように10回おこなう。

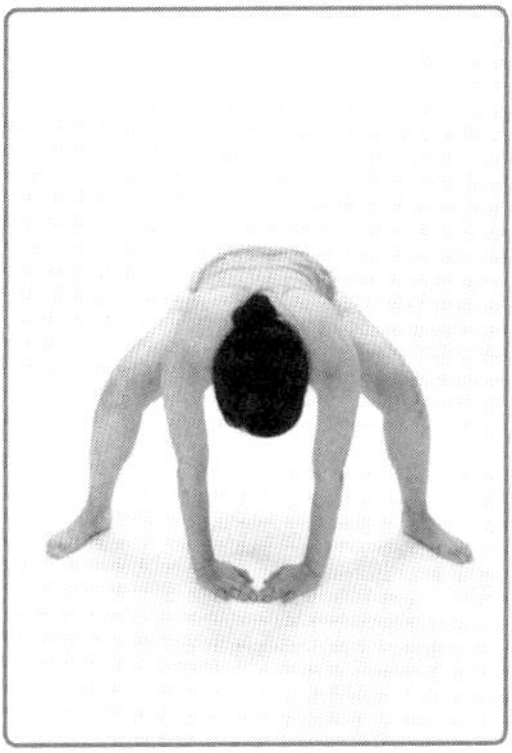

3

さらに可能な方はそのまま前屈をする。

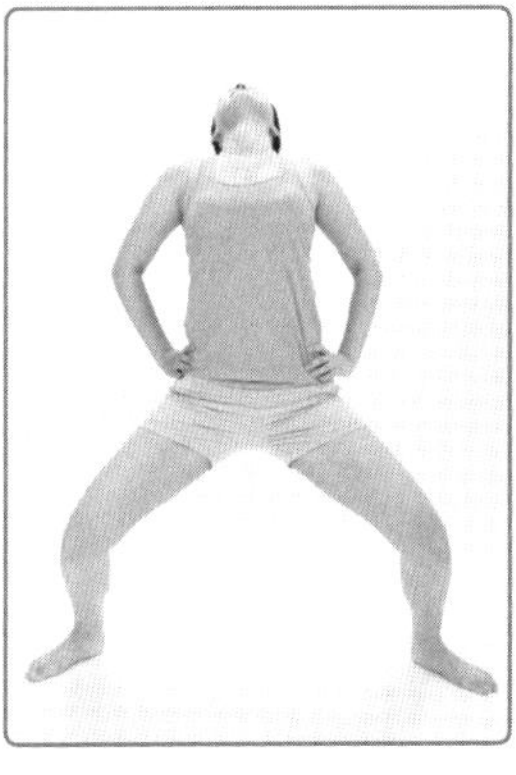

4

そのままの姿勢で後屈をする。

前屈、後屈を10回ずつおこなう。

[腰痛改善運動2]

腰痛体操1と合わせて運動すると、より効果的。

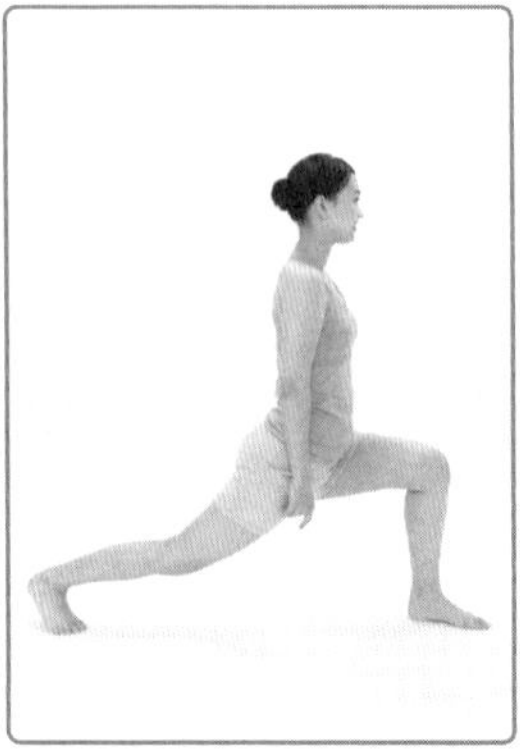

1

左足を大きく前に出して、上半身を前に移動させる。

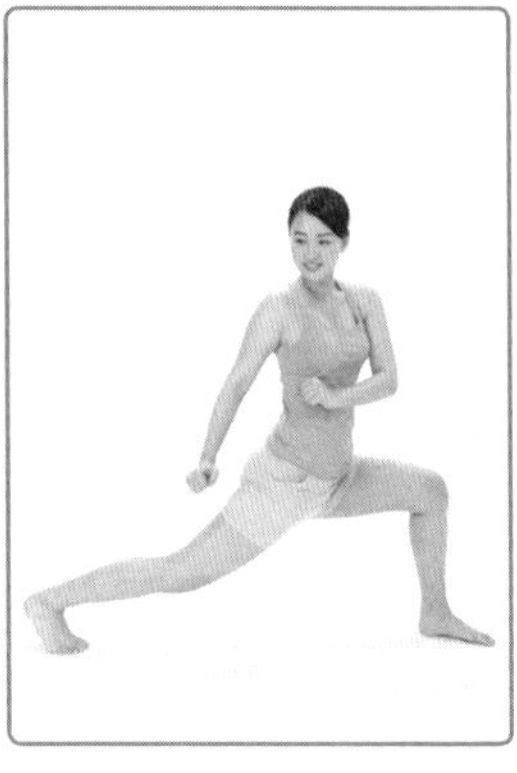

2

そのままの姿勢で右に体を回旋させる。

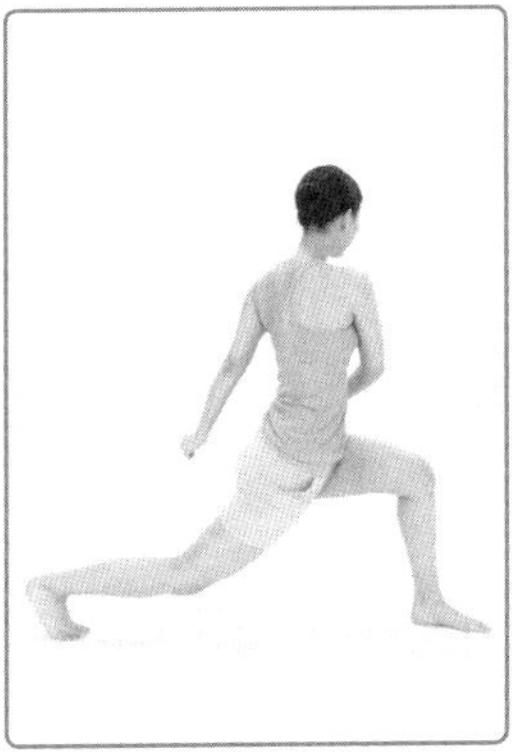

3

今度は左に体を回旋させる。

左右10回ずつおこなう。

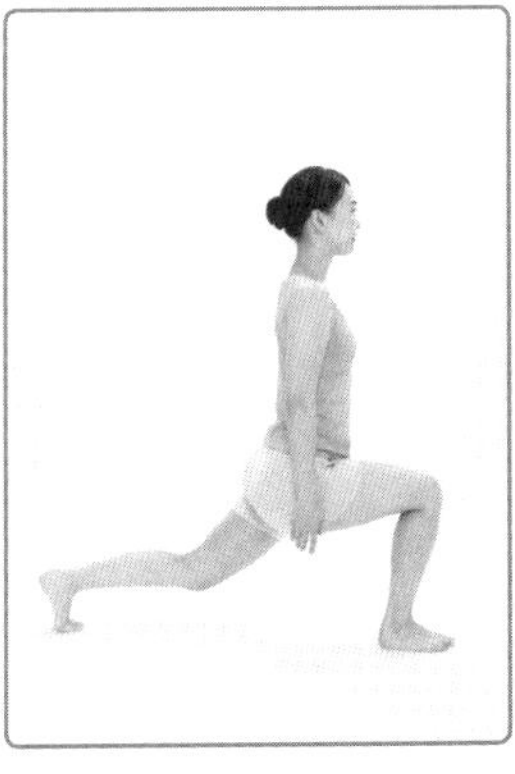

4

次は右足を大きく前に出して同様におこなう。

左右10回ずつおこなう。

[姿勢改善運動]

姿勢を改善したい方におすすめです。

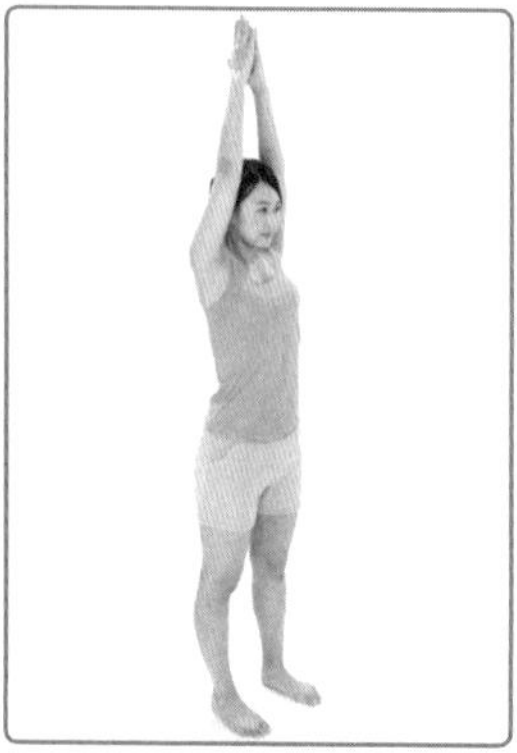

1

肩幅ぐらいに足を開いて、両手を頭の上で合わせる。

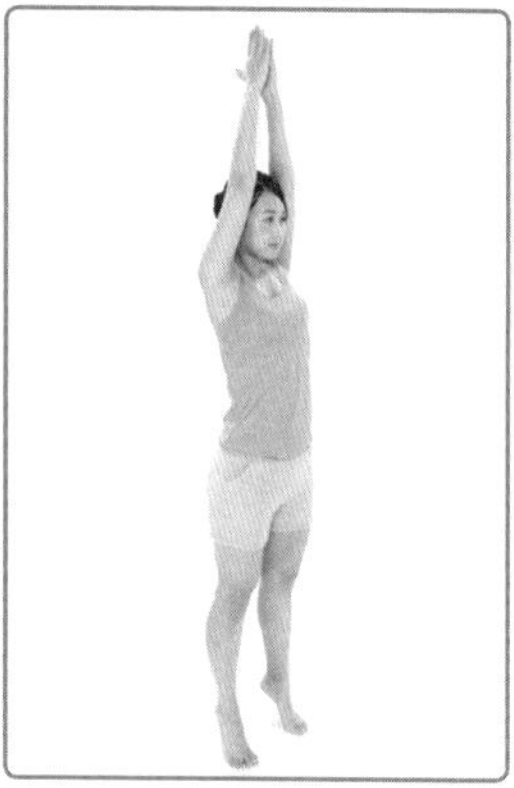

2

両手が天井から引っ張られているイメージで、つま先立ちをする。

1分間おこなう。可能なら目をつぶる。

第5章

頭痛を防ぐ習慣術

おすすめは発酵食品

不健康な生活により血液がドロドロになると、血流が悪くなります。最悪のケースでは、二次性頭痛の脳梗塞になることもあります。

そこで血液がドロドロにならないように、腸によいものを摂取することを心がけましょう。

私がおすすめする食べものは、まずは発酵食品です。

発酵食品としてチーズやキムチがありますが、日本人の体には、味噌やしょう油、納豆、漬け物などの日本の発酵食品のほうが望ましい（日本人の腸は乳製品に向いていないといわれている）と思います。キムチもいいでしょう。乳製品は日本人の体にはあまり合わないような気がします。

また、肉より魚を摂ったほうがいいでしょう。

食物繊維も大切です。食物繊維には、「ゴボウや大豆などの野菜に含まれている「不溶性食物繊維」と、オクラや海藻などに含まれている「水溶性食物繊維」の2種類

■物繊維の種類と多く含む食物類など

不溶性食物繊維	水溶性食物繊維
●大豆 ●ごぼう ●小麦ふすま ●穀類、イモ類など ●完熟野菜類など ●こんにゃく ●竹の子	●芋類 ●昆布 ●ワカメ、ひじき、のり ●オクラ、きのこ類 ●アボガド ●納豆 ●ごぼう

があります。

おすすめは、整腸作用がある水溶性食物繊維になります。ワカメやオクラなどのネバネバ系の食べものです。

もちろん、野菜も多く摂ってください。

第1章でも書きましたが、いまでは1年中、同じ野菜がスーパーに並んでいますが、できるだけ旬のものを食べるようにしましょう。そして、「地産地消」を意識することで栄養価の高い野菜を摂ることができます。

果物は皮まで食べられるものがおすすめです。これは「一物全体」という考え方に基づいています。

果物の皮にはポリフェノールが含まれています。ポリフェノールには抗酸化作用があり、体内の活性酸素のバランスを保つのに効果があります。また、ポリフェノールは頭痛防止にも役立ちます。

おすすめの果物には、ブドウ、プルーンなどがあります。リンゴもできれば皮ごと食べてください。

一方、できるだけ摂取を控えたほうがいいのは、肉類、炭水化物、白砂糖、小麦粉などです。これらは、血糖値を急激に上昇させ、血管を傷つけるからです。

頭痛になる方は、甘いものが好きな傾向があります。とくに、甘いスイーツ系は控えたほうがいいでしょう。コーヒーも甘いものは控えてください。砂糖を入れるのは避けたほうがいいでしょう。

疲れたからといって、甘いものを食べるのはあまりおすすめできません。ただ、甘いものには頭痛を短期的に抑える効果があるので、頭痛のときアメ玉1個程度であれば問題ないと思います。

ファーストフードは、食品添加物が多いのでできれば食べないほうがいいでしょ

私のある1週間の食生活

	朝	昼	夜
日	朝昼いっしょにとんかつ定食		魚中心のおかずと野菜
月	果物に水3杯 コーヒー1杯	お味噌汁だけ	魚中心のおかずと野菜
火	果物に水3杯 コーヒー1杯	水2杯	魚中心のおかずと野菜
水	果物に水3杯 コーヒー1杯	魚定食	肉中心のおかずと野菜
木	果物に水3杯 コーヒー1杯	おにぎり3個と野菜	魚中心のおかずと野菜
金	果物に水3杯 コーヒー1杯	水2杯	焼肉
土	果物に水3杯 コーヒー1杯	水2杯	天ぷら定食

う。

過食は毒

大切なのは「食べすぎないこと」です。

胃腸に負担をかけるので「過食は毒」ととらえてください。

3食お腹いっぱい食べることは避けてください。腹八分目を心がけて、1日2食にするのもいいでしょう。

私は、朝はあまり固形物は食べず、水分の補給を心がけています。昼は軽くすませるようにして、夜は普通に食べるようにしています。私は、お酒が好きなので毎晩、晩しゃく程度、お酒を愉しんでいます。

炭水化物は2日に一回程度です。ご飯やラーメンを食べた次の日は、炭水化物を避けるようにしています。

また、今日は食べすぎたなと思ったら、翌日は意識して少食にします。ファスティング（断食）で頭痛が治ることもあります。正しい情報を得れば、3日までなら自分でファスティングをおこなうことはできます。ただし、それ以上の日数のファスティングは専門家の指導を受けることをおすすめします。我流の断食はかえって健康を損ねる恐れがあります。

週末の1日断食なら簡単なので、試してみるのもいいでしょう。

いずれにしろ、普段から食べすぎないように心がけるのが大切です。食べすぎは毒になります。

ジムに行くよりもウォーキング

体を動かすことで頭痛が減るのではと思い、スポーツジムに通う方もいます。残念ながら、それで頭痛が治ることはほとんどありません。

多くの方は、自分が都合のよいときにジムに行き、そのときの気分でランニングマシーンを使ったり、水泳をしたり、機械でトレーニングをしたりします。

そのため、ハードすぎる運動をしてしまったり、特定の運動ばかりして骨格がゆがんで不自然な筋肉をつくってしまう恐れがあります。それが体を痛めたり、体のこりの原因になったりします。

また、ジムは屋内にあるので、屋内で運動することがストレスにつながることもあります。

ジムに通うことでストレスが発散できる人はそれでいいのですが、必ずしも頭痛防止の体質改善にはつながりません。

私としては、ジムよりもウォーキングなど、外に出て体を動かすことをおすすめします。

たしかにスポーツはストレス発散になるのですが、逆にそれがストレスの原因になるケースもあります。たとえば、勝ち負けにこだわりすぎるとそれがストレスになったりします。

それよりも普段からこまめに歩くことを心がけましょう。

その際、140ページにお話しした頭痛改善の歩き方を意識しましょう。

睡眠、入浴の改善法

睡眠に関しては、7時間から8時間寝ることが理想です。そうはいっても、7、8時間の睡眠はなかなかむずかしいかもしれません。

それでも最低、6時間は睡眠時間を確保するようにしてください。

もちろん、睡眠時間だけでなく、眠りの質も重要になります。**熟睡することが大切です。**

起きてから14〜16時間後に寝る態勢に入ることができるか（睡眠ホルモンのメラトニンが分泌され、心地よい睡眠に誘導してくれます）が、ポイントとなります。寝つきが悪かったり、睡眠時間が短く寝不足になると自律神経の乱れにつながります。

朝6時に起きたら、夜の8時には運動を控えたり、食べものを摂らないようにしたり、テレビやパソコンを少し避けるなど、リラックスして眠りにつける習慣を心がけましょう。

寝室は熟睡するために真っ暗、もしくは薄明かりが理想です。枕元にスマホを置いて寝るのも、できれば避けてください。電磁波の問題があります。

入浴に関しては、頭痛がしているときは血流がよくなりすぎるので、入浴を避けてください。シャワーだけにしておいてください。

頭痛がしないときは、夜、ぬるま湯でゆっくり湯船につかってください。半身浴より全身浴がおすすめです。全身の血流がよくなるので首までお湯につかって（夏でもシャワーですませるのではなく）、こりをほぐしてください。

■首までしっかりとつかる

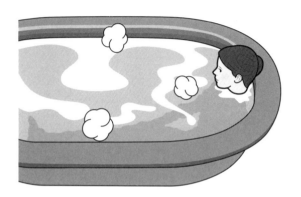

■上がる前に、足元に10〜15秒冷水をかける

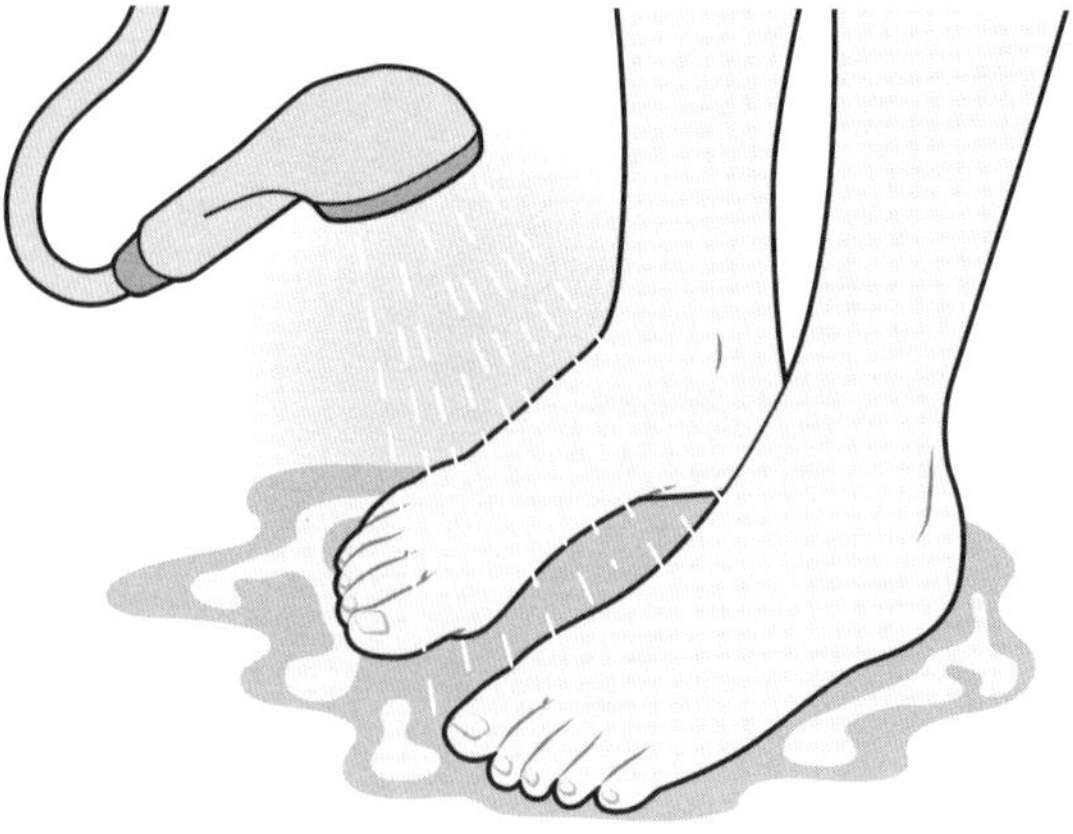

朝、入浴するという方は熱めのお湯（朝は交感神経が優位のほうが、日中の活動がスムーズになります）で短時間、さっと入ってください。

また、湯上がりに冷水を足にかけることもおすすめです（可能な方はふくらはぎまで冷水をかけましょう。冬でも実践してください）。湯冷めすると、血流が悪くなるのでその防止策になります。

昼間もあまり電気をつけずに、電灯の数を減らしたり、間接照明にしてください。精神的にも落ち着きますし、目を休めることができます。

寝室はオレンジや茶色など暖かみのある色のふとんやシーツなどにするのもいいでしょう。照明は消してください。どうしても少し明かりがほしいということなら、豆電球程度の明かりにしてください。

心静かに眠れる環境を心がけます。

カーテンは、外の明かりをしっかりと遮断できるものを選びましょう。朝になればカーテンを開け、窓も開けて外の光と空気を取り入れます。ＯＮとＯＦＦの切り替えが大切です。

また、頭痛に悩まされている方は、普段の服装は緑などの落ち着いた色にすることを心がけてください。たとえば、白よりは暖かいイメージのクリーム色のほうがいいでしょう。このように心を静める色をおすすめします。

私見ですが、ドクロ柄がデザインされたものは頭痛持ちの方におすすめできません。ドクロがプリントされているTシャツを着ていると、興奮状態になります。すると、交感神経が刺激された状態が続き、頭痛の原因になるからです。

疲れを感じたら「目のツボ」を押す

目は脳の出先機関です。したがって、目が疲れると脳も疲れています。目を酷使すると、頭がボーッとするのはそのためです。

目が疲れてくると目のまわりの筋肉である毛様体筋や筋肉も疲れてきます。**毛様体筋は首や肩の筋肉につながっているので、頭痛の原因にもなるわけです。**

また、普段から目を疲れさせないためにもパソコンやスマホにブルーライトを軽

■「攢竹」「魚腰」「糸竹空」「太陽」「承泣」「晴明」の場所

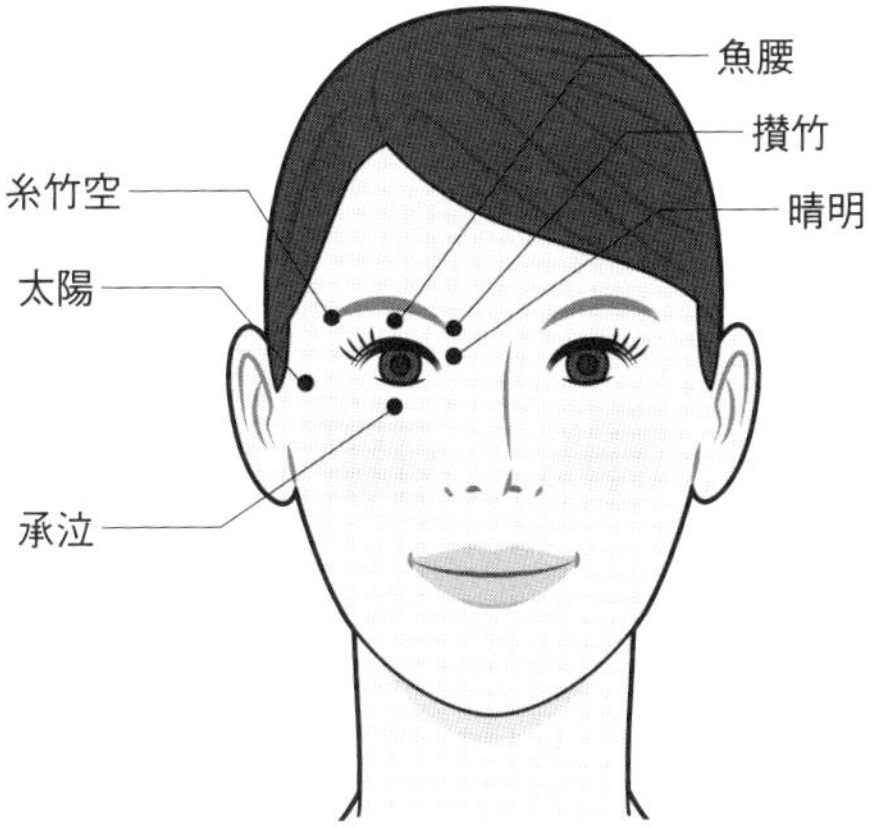

減させるフィルムをはったり、パソコン用のメガネをかけたり、外出する際は、日中は雨の日以外はできるだけサングラスを使用することをおすすめします。

目が疲れたと感じたら、目の疲れを解消するツボを押して、脳の疲れをとるようにしましょう

目の疲れの解消するツボは以下です。攢竹《さんちく》、魚腰《ぎょよう》、糸竹空《しちくくう》、太陽《たいよう》、承泣《しょうきゅう》、晴《せい》明《めい》、合谷《ごうこく》になります。

それぞれの場所とツボの押し方を紹介します。

攢竹は、眉頭の眉間側、少しへこん

■「合谷」の場所

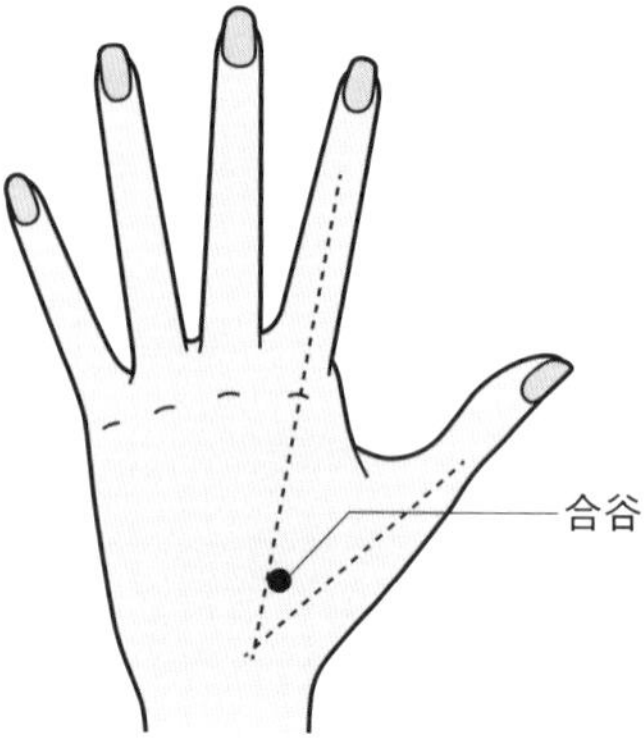

でいるところにあります。

魚腰は、眉毛の中央の下の骨のくぼんだところにあります。

糸竹空は、眉毛の外側のくぼんだ部分にあります。

太陽は、89ページを参照にしてください。

承泣は、眼球の瞳孔部分の真下にあります。目の下にある骨のふちのあたりです。

晴明は、目頭の少し上のくぼんだ部分にあります。

合谷は、人差し指と親指の骨が合流するところからやや人差し指よりにあります。合谷は、肩こりにも効果的です。

[目のツボのマッサージ]

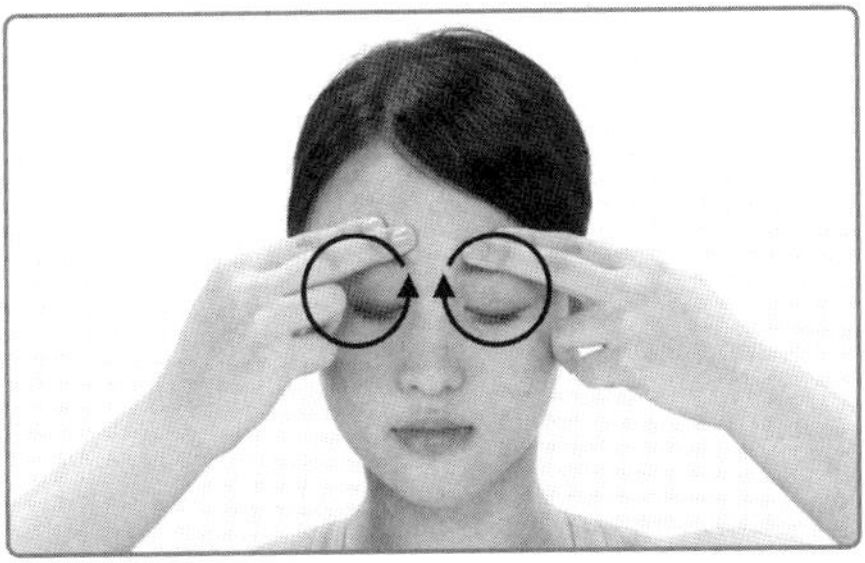

1 両手の人差し指と中指で、攅竹を押す。

次に魚腰、糸竹空、太陽、承泣、晴明と順を追って押していく。押している時は目をつぶる。20秒ずつを1セットとして3回、左右同時に押す。

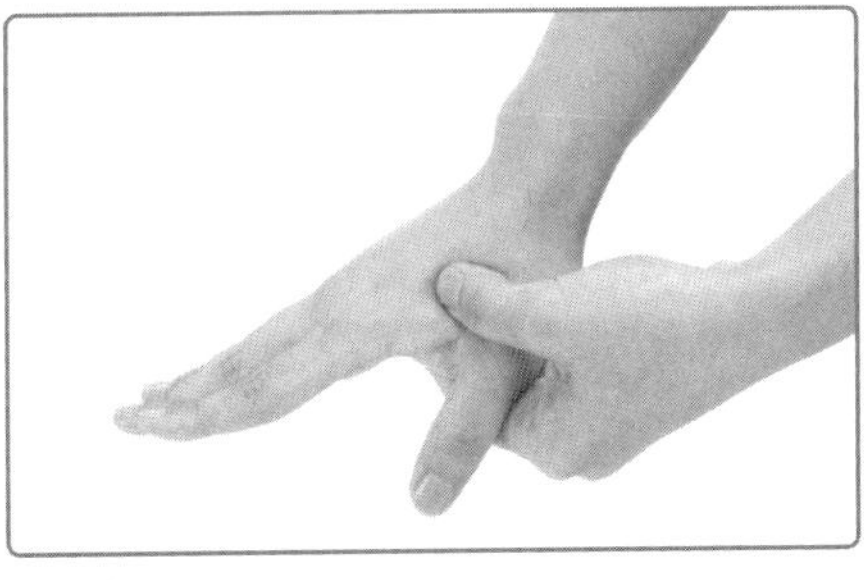

2 左手の親指で、右手の合谷を押す。

20秒ずつを1セットとして3回押す。次に左手の合谷を同様に押す。

※風池（88ページ）も、目の疲れを解消してくれるツボになります。

頭痛に関するQ&A

Q.1

頭痛がひどくていろいろな病院で診察してもらいました。どこでも異常なしと言われましたが、症状は改善しません。私の頭の中は、本当に大丈夫でしょうか?

A 病院で診断してもらい、異常なしであれば、脳自体が悪いわけではないので、安心してください。まずは、心配しすぎないことです。そのうえで、本書にある頭痛解消法をまずは実践してみましょう。

Q.2

頭痛に湿布は効きますか?

A 肩や首にはると少しは効果があります。ですが、その場しのぎなので根本的に治すよう、本書の解決法を実践しましょう。

Q.3

小学校4年生の息子が、ときどき頭が痛いと言います。専門家に診せたほうがいいでしょうか?

A

子供であれば、それほど心配する必要ありませんが、一度は医療機関を受診させてみましょう。

また最近は、ねこ背のお子さんが増えています。ねこ背も頭痛の原因になりますので、お子さんの姿勢をしっかりみてあげましょう。

Q.4

頭痛防止に効果のある食べ物はありますか?

A

マグネシウムやB_2を含む食べものをおすすめします。

マグネシウムは、表を参照にしてください。ビタミ

マグネシウムを多く含む食品

- あおさ、ワカメ、ひじき、昆布　●味噌、納豆、ゆば
- アサリ、ハマグリ　●干しえび、しらす干し
- イワシの丸干し　●むきゴマ、ぎんなん、カボチャ類
- カシューナッツ、アーモンド
- スイカ種、ひまわり種、ペカン
- 松の実、クルミ、落花生
- インゲン、そら豆、あずき、エンドウ
- 小麦、トウモロコシ、ひえ、ライ麦
- そば、玄米、粟(あわ)
- バナナ、アボカド、とうふのにがり
- ホウレンソウ、にんにく、ごぼう

ンB2は、豚、牛、鳥のレバー、筋子、カニ、イクラ、ウナギ、チーズ、卵など。

それと何でもいいので温かい飲みものを飲みましょう。内臓を温めて、体中の血行をよくしてくれます。温かい飲みものは一気に飲めず、少しずつ飲みます。ゆっくり飲むことで気持ちのゆとりができ、自律神経が安定していきます。

また、お茶やコーヒーなどの温かい飲みものの多くにはカフェインが入っています。カフェインは気持ちを落ち着かせる作用もあります。さらに私がおすすめする飲みものは味噌汁です。味噌は、解毒（排毒）作用が高いからです。

A Q.5

頭痛がひどいとき、いちばん即効性のある対処法はなんですか？

75ページからの指そらし、頭のツボの「百会」、深呼吸などがその場ですぐに実践できます。場所や状況が許されるのであれば、部屋を暗くし、おでこを冷やして横になりましょう（112ページ）。

Q.6 若い頃から頭痛に悩まされてますが、頭痛は子供にも遺伝しますか？

A 直接には遺伝しません。ですが、まじめな性格、くせ、体格は遺伝しますし、食生活や日常の生活スタイルも一緒にいると同じになるので、間接的には遺伝するというより、影響されます。

Q.7 頭の右側が痛かったり、左側が痛かったり、頭全体が痛かったりと頭痛も場所が変わります。なぜですか？

A 偏頭痛と緊張型頭痛、もしくは緊張型頭痛と群発頭痛というように頭痛が併発している方は痛みの場所が変わります。また、天気、気分、寝不足など痛みを誘発する条件でも頭痛の場所が変わります。

Q.8 頭痛の受診は、何科に行けばいいですか？

A

基本的には、どの科に行っても構いませんし、私のところような治療院でもかまいません。大事なことはひとりで悩んだり、家族や友人に相談するのではなく、医療分野の専門家に相談してみてください。

お医者さんに行けば、どの科に行けば、どのような検査や診察をしてもらえるなど、アドバイスしてくれます。整骨院などの治療院では、一度病院に行ったほうがよいか、それとも通院したほうがよいかを判断してくれます。私のところでは、しっかりと問診や検査をして、専門の病院を紹介することもあります。

Q.9 頭痛のときは冷やしたほうがいいの？それとも温めたほうがいいの？

A

頭痛のあるときは、局所（患部）を冷やしましょう。

Q.10 頭痛に漢方薬は効きますか？

A

効く人と効かない人がいます。漢方薬で体質改善して、根治した方もいらっしゃいますし、治らなかった方もいます。まず、薬に頼るのではなく、本書を実践してみましょう。

Q.11 どういう人が頭痛になりやすいのでしょうか？

A

食生活、デスクワークやパソコン、スマホの使いすぎ、生活のリズムがずれている人など頭痛になりやすい条件があったとしても、全員が頭痛になるわけではありません。

しいて頭痛になりやすい人の特徴をあげるとしたら、真面目な人、神経質な人、気を遣う人がなりやすいです。つまり、よい人がなるのかもしれません。悪い人になれとは言いませんが、自分はよい人なんだと思い、もっと気楽に生きてみると頭痛も軽減するのではないでしょうか。

Q.12 市販の頭痛薬の上手な使い方は?

A どうしてもこれから大事な試合、仕事、プレゼンなどがあって、本著で紹介している体操などを実践している場所や時間がない場合はやむを得ません。

Q.13 インプラントをしたら頭痛になりました。関係ありますか?

A あります。実際、私の患者さんでもいました。インプラントにした直後から激しい肩こり、頭痛になり、あまりにもつらかったので歯医者さんと相談して、インプラントを取ってしまいました。すると、肩こりと頭痛はおさまりました。

実は、歯と骨格とは切っても切れない関係があります。歯並びが悪かったり、歯を抜いたりしても、頭や顔の骨格がゆがんでしまうことがあります。ましてや、歯の近くである顔や顔全体の骨格がゆがみ、上半身の筋肉のバランスが崩れます。そして、肩こりや首のこりになり、頭痛になるのです。

Q.14 できれば薬を飲みたくありません。薬を飲まないで頭痛を抑えるにはどうたらいいですか?

A 本書の改善方法を実践してください。

Q.15 タバコは、頭痛の原因になりますか?

A 一般的には、頭痛にはダメと言われていますが、吸いたいのであれば、私は無理にやめる必要はないと思います。量を控えてまわりの人に迷惑をかけない範囲で吸ってください。

無理に禁煙してストレスになり、逆に体調を崩す方もいらっしゃいます。ストレス発散のために、どうしても吸いたければ続けてください。

Q.16 頭痛の予防は、なにがいちばん重要ですか?

A 最終的には、正しい歩き方で、まめに歩くことです。

Q.17 パソコンで仕事をしていますが、疲れると頭も痛くなります。どうしたらいいですか?

A 2時間以上連続で、パソコンを使用しないでください。長くても2時間に1回は休憩を入れましょう。また、仕事以外でもできるだけスマホやパソコン、TVを控えましょう。

Q.18

長年、片頭痛に悩まされています。病院に行っても「異常ありません」と言われるのですが、どうしたらいいですか?

A

まずは、本書を試してみてください。

Q.19

頭痛がすると、いつも薬を飲んでいます。大丈夫ですか?

A

ダメです。薬ばかり飲んでいると、その薬が効かなくなり、より強力な薬でないと効かなくなるという悪循環になります。また、胃や肝臓も痛めます。

Q.20 アイスクリームを食べると頭がキーンとしたり、痛くなるのはなぜですか？　そうならない方法はありますか？

A

「アイスクリーム頭痛」といわれ、医学的は正式名称は「Ice-creame headache」と言われています。原因はふたつあり、ひとつは口の中にある三叉《さんさ》神経という脳まで延びている神経の読み違いです。突然の冷たい刺激が口の中に入ったとき「冷たい」という情報を三叉神経が間違えて「痛い」と脳に伝えてしまうので頭痛に似た痛みが起こります。

ふたつ目は、冷たいものが急に口の中に入ってきたとき、体が冷やされると脳があせり、体を温めようと指令を出します。それによって全身の血管を拡げて血液を大量に流そうとします。血管が拡がるとき、脳の血管も拡がり、三叉神経も圧迫されて痛みが感じ、それが頭痛に似た痛みを起こします。

以上のふたつの原因が考えられますが、実ははっきりと解明されていません。一時的なものなので心配はいりません。

対処方法としては、口の中にぬるま湯や温かいものを口に入れ、口の中を温めることです。また、冷たいものを一気に口に入れないようにしましょう。

Q.21 なぜ、生理前に頭痛があるのですか？

A 月経前症候群（PMS）と言われています。生理が近づくと、卵胞ホルモン（エストロゲン）と黄体ホルモン（プロゲステロン）という2種類の女性ホルモンが減ったり、増えたりします。それにより自律神経が乱れ、セロトニンが減少してしまい、脳内の血管が拡張しまい、頭痛になります。

Q.22 頭痛改善法をおこなうと、頭痛以外にも効果はありますか?

A

あります。個人差はありますが、首こり、肩こりが改善されます。また腰痛も改善されます。ちなみに頭痛持ちの、ほぼすべての方が腰痛も併発しています（腰痛持ちが必ずしも頭痛持ちではありません）。ですから本書の頭痛改善法をおこなっていくと、必ず腰痛も改善します。

また、便秘、冷え性、アトピー、アレルギー性鼻炎、花粉症、うつ病、不眠症が改善した方もいます。本書の頭痛改善法は、血行、自律神経、毒の排出の３つを考慮して作られた治療法ですので、体にさまざまなよいことが起きてきます。

おわりに

私もかつて頭痛持ちだったので、みなさんの苦しみは理解できます。頭痛に悩まされている方は、出口のない闇をさまよっているような、非常に不安な気持ちに陥っている状態です。私の整骨院に来られる頭痛持ちの患者さんも、多くの方がそうおっしゃいます。

「隣の芝生は青い」というようにほかの症状、腰痛や肩こり、糖尿病、骨折などのほうがまだマシではないかと錯覚してしまうこともあります。

もちろん、そうした症状でお悩みの方が、それぞれつらい思いをされていることは重々承知です。腰痛がひどくてベッドから起きられない、足のしびれがひどくて歩くのもままならない、肩こりがひどくて肩が上がらない、吐き気がする、糖尿病を患っていてあらゆる症状の治りが悪い、食べ物を制限される、骨折をしてしまい痛くて眠れない、日常生活を思うようにすごすことができない……。

ただ、頭痛の悩みを抱えている方の多くは、先が見えない不安を共通して持っているのです。なぜでしょうか。

ひとつは、頭痛はほかの症状と明らかに違う点があります。それは、頭痛の症状が他人にはまったくわからないということです。目で見える症状であったり、画像診断で確認できたり、血液検査で数値が見えたりなどの形で、他人には目で見ることができないのです。

肩こりであれば、肩が上がらないといった症状が目で見てわかります。腰痛も前屈、後屈をすると痛いのは他人が見てもわかりますし、レントゲンやＭＲＩでも、原因を見ることができます。糖尿病は血液検査の数値で確認できます。骨折であれば、腫れや内出血が目で確認できますし、レントゲンでも骨折線を見ることができます。

ところが、頭痛はどうでしょうか？　頭痛があることは一見しても確認できませんし、どこかの関節の動きが鈍いといった症状もないので、他人にはわかりづらいのです。レントゲンやＭＲＩなどの画像で確認することもできませんし、血液検査でもわかりません。他覚的な所見がないのです。つまり、相手にはわかってもらえないのです。

ふたつ目は、脳のすぐ近くの痛みという点です。脳は、人体の中でもとても大事な場所だということはわかりますよね。人体を動かす司令塔です。

その大事な場所の周辺で痛みを発症すると、自分の体は大丈夫なのだろうか、ほかの体の器官は大丈夫かと、不安になります。

また、脳の疾患というと、脳梗塞や脳卒中、脳腫瘍など（いわゆる二次性頭痛）があり、重篤な場合には命の危険性も伴います。頭痛が本当に頭だけですむ悩みなのか、命の危険も伴うものなのか、不安の種は尽きない場所であるのです。

3つ目は、頭痛のメカニズムが解明されていない点です。国民の3人に1人が患っているという、国民病のような頭痛ですが、いまだに何もわかっていません。本書で述べた原因も仮説の域を出ません。そして原因だけでなく、治療法もまた確立されていないのが現状です。症状を抑えるための頭痛薬や予防薬はありますが、根本から治す治療法は医学的にはありません。

だからこそ、私は自分の頭痛経験と、さまざまな研究、経験をもとにして頭痛を根本から治す理論と改善方法を本書に示しました。

頭痛が他の傷病と違う理由を3つにまとめると、以下になります。

1．他人から頭痛の症状を理解してもらえない

2．脳という人体の要の近くで痛む

3．原因や治療法が医学的にわからない

この3つの点から、頭痛持ちの方はほかの傷病名で悩む人より精神的にストレスを抱えることが多いのです。頭痛持ちの方が、うつ病や不眠症を併発するのも、これらの原因によるのです。

医学的には謎の多い頭痛ですが、私は独自の研究と臨床経験を重ねて、みなさんの頭痛を改善させるべく努めてきました。そして本書で対症療法ではなく、根治《こんち》を目指すことを目的とした改善法を提示させていただきました。

これまで多くの頭痛持ちの患者さんを改善へと導いてきた臨床データをもとに、私が考案したものです。

本書によって、ひとりでも多くの方の頭痛が改善されることを願います。そして、頭痛から解放されるだけでなく、頭痛持ちの方に多い肩こりや首こり、腰痛、便秘、冷え性なども改善されることを願っています。健康になり、幸せな人生を送ってください。

最後に、この言葉をみなさんにお伝えします。「心身一如」という言葉です。心と体はひとつという意味です。心が変われば体も変わります。体が変われば心も変わります。

本書を手にとられたみなさんにはぜひ、心も体も安定した状態で、充実した人生を送っていただきたいと切に願います。

2016年11月

小林敬和

装丁
髙橋美緒
［TwoThree］

写真
吉田雅彦
［M-focus］

モデル
順堂静葉
［W.FOXX］

ヘアメイク
阿部弥生
［com by neolive草加店］

イラスト
内山弘隆

編集協力
稲垣 豊
［友楽社］

DTP
アイ・ハブ

校正
東京出版サービスセンター

[著者紹介]

小林敬和(こばやし・のりかず)

頭痛治療家(頸椎セラピスト)

薬に頼らない頭痛治療研究所所長。メディカルKグループ代表。タンタン整骨院院長。柔道整復師。長野県生まれ。柔道整復師の資格取得後、接(整)骨院、整形外科で研修を重ねるかたわら、父の経営する「こばやし整骨院」で経験を積む。そして、自身の頭痛経験と独自の頭痛に関する研究、さらには、父親から伝授された「深層筋活性化療法(IAT)」を組み合わせた、「頸椎セラピー」という頭痛に特化した施術を開発。整骨院、治療院としては初の頭痛専門施術を行い、数多くの頭痛に悩む患者さんたちを改善へと導く。

自身が経営するタンタン整骨院では、「深層筋活性化療法(IAT)」という伝統のある手技療法を中心とした施術から、東洋医学、西洋医学、カイロプラティク、気功(エネルギー療法)、波動療法、などを組み合わせた独自の施術を行っている。また、患者が自分自身の手で不調を根本から改善していくためのアドバイスにも定評がある。

また、タンタン整骨院には、近隣からの来院だけでなく、全国各地、さらには海外などの遠方からも患者さんが訪れ、一流アスリートや芸能人も来院している。

テレビ・ラジオ・雑誌をはじめとするメディア取材多数。著書には『1分間で腰痛がみるみる治る!』『「おでこを冷やす」だけで心と体が元気になる!』(ともに三笠書房)がある。

タンタン整骨院
http://www.tantan-seikotsuin.net/

頭痛《ずつう》は、1分《ぷん》でおさまる!

2016年12月30日　初版第一刷発行

著者　小林敬和《こばやしのりかず》

発行者　栗原武夫

発行所　KKベストセラーズ
〒170-8457
東京都豊島区南大塚2-29-7
電話03-5976-9121(代表)

印刷所　近代美術

製本所　ナショナル製本

定価はカバーに表示してあります。
乱丁・落丁本がございましたらお取替えいたします。

ISBN 978-4-584-13764-2　C0030